W0224602

LADY VIRUS

ALEXANDRE NAJJAR

Lady Virus

ROMAN

ÉDITIONS BALLAND

© Éditions Balland, 2002.

Ce roman est une œuvre de fiction. Bien qu'il y soit fait référence à des personnages, des faits et des lieux réels, ceux-ci ne sont cités que pour donner au récit un arrière-plan réaliste. Tous les autres noms de personnes et tous les incidents qui y sont décrits sont le produit de l'imagination de l'auteur. Toute ressemblance avec des personnes existant ou ayant existé serait purement fortuite.

« Le bon homme disait : "Ce sont là jeux de prince."
Mais on le laissait dire : et les chiens et les gens
Firent plus de dégât en une heure de temps
Que n'en auraient fait en cent ans
Tous les lièvres de la province. »

LA FONTAINE, *Fables*,
« Le Jardinier et son Seigneur ».

« La vérité est comme Dieu : elle ne se montre pas à visage découvert. »

GOETHE, *Maximes et réflexions*.

Avant-propos

Le XXIe siècle s'est placé, d'emblée, sous le signe de la Terreur. À cause d'une poignée d'illuminés aux idées diaboliques et aux méthodes implacables, à cause aussi de ceux qui, longtemps, ont parrainé le terrorisme sans mesurer les conséquences de ce soutien. Les analystes ont eu beau mettre en garde contre ces dérapages et regretter que les États-Unis continuent à jouer les apprentis sorciers (« On a, décidément, les taliban qu'on mérite », prévenait Richard Labévière dans Les Dollars de la terreur *paru deux ans avant la catastrophe du 11 septembre), le monde est resté sourd à ces avertissements. Le résultat est là, accablant : à la mondialisation « heureuse » succède la mondialisation de la violence. Dépassés par les événements, attaqués sur leur propre territoire, menacés par le fléau des armes biologiques, les États-Unis optent pour la fuite en avant. Tout en s'érigeant en gendarmes de la planète, les voilà qui mènent « croisade », au gré de leurs intérêts, contre ceux qu'ils choisissent d'intégrer dans « l'axe du Mal ». De fait, le droit international se trouve subordonné à leurs exigences et ne sert plus qu'à avaliser leurs fan-*

tasmes. Qui leur a octroyé le monopole de la vérité ? Comment démêler le vrai du faux à l'heure où bien des médias se font les complices volontaires ou involontaires des campagnes de désinformation orchestrées par le Grand Gendarme ? Dans les pays du Tiers-Monde, le bilan n'est pas moins affligeant : sous le regard impassible ou complice des grandes puissances, à la faveur de la misère, l'intégrisme se propage ; en toute impunité, les armes biologiques, chimiques et nucléaires se multiplient...

Dans Lady Virus, *j'ai souhaité, sous une forme romanesque, mettre en lumière les dangers des armes de destruction massive, et la duplicité de ceux qui vouent aux gémonies des pays qualifiés de « terroristes », mais oublient de voir la « poutre » dans leur propre œil. J'ai voulu dénoncer ces « jeux de prince » – ces caprices, ces fantaisies, que les puissants n'hésitent pas à satisfaire au mépris des humbles et des faibles –, et m'interroger sur l'attitude des États-Unis et de leurs alliés qui, de concert avec certaines dictatures, se livrent à des manœuvres sournoises ou à des batailles préfabriquées, en prenant des populations entières pour otages, chair à canon ou... faux témoins. Dans un article intitulé « La tragédie de l'histoire », le général Éric de La Maisonneuve affirme avec raison que « c'est contre un monde de tricheurs qu'il nous faut lutter, car c'est sur ce terrain pourri que poussent les fleurs noires du terrorisme ».* Lady Virus *procède de ce constat.*

A. N.

1

Manhattan, New York

Il était 8 h 45 quand Tracy Jordan pénétra, comme chaque matin, dans son bureau situé au 10ᵉ étage de la tour nord du World Trade Center. À peine avait-elle posé son sac sur sa chaise qu'elle fut projetée à terre par une violente explosion qui ébranla l'édifice tout entier. D'instinct, elle se recroquevilla sous sa table de travail et ferma les yeux. Que s'était-il passé ? Spontanément, elle songea à un acte terroriste : ce n'était pas la première fois que les Twin Towers étaient la cible d'un attentat.

– Un avion ! Un Boeing vient de percuter l'immeuble !

La voix du gardien lui parvint. Disait-il vrai ? Comment était-ce possible ? Le pilote devait être aveugle pour percuter de plein fouet l'un des buildings les plus hauts du monde !

– Évacuez l'étage sur-le-champ !

Tracy obtempéra. Elle se releva et jeta un regard circulaire autour d'elle. Une vraie catastrophe : vitres brisées, tables et chaises renversées, papiers éparpillés...

– Vite ! Évacuez l'étage ! L'immeuble est en feu !

Un incendie ! Tracy paniqua. Il n'y avait plus une seconde à perdre. Mais tant de choses à sauver : des documents importants, des disquettes contenant des informations confidentielles...

– Vite, bon sang, vite !

Le gardien empoigna Tracy et la poussa hors de la pièce.

– Mon sac ! protesta-t-elle.

– Pas le temps ! grogna-t-il. Nous allons tous cramer !

Tracy se retrouva dans les étroits escaliers de secours au milieu d'une foule désemparée. Des collègues au visage ensanglanté dévalaient quatre à quatre les marches menant à la sortie. Elle les imita. En chemin, elle croisa des dizaines de pompiers qui grimpaient vers les étages en file indienne, coiffés de casques noirs numérotés, armés d'extincteurs, de haches, de couvertures et de tuyaux.

– Tous dehors !

Des policiers en uniforme accueillaient les survivants au rez-de-chaussée et leur indiquaient les issues à emprunter pour gagner la rue. Tracy contourna les blessés qui recevaient les premiers soins dans le hall, et se retrouva bientôt à l'extérieur, au milieu d'un chaos indescriptible. Elle leva la tête.

– *Jesus Christ !* balbutia-t-elle.

Le haut de la tour était en flammes. L'avion, un Boeing 767 de l'American Airlines, s'était encastré dans l'immeuble. Une fumée épaisse enténébrait le ciel. Tracy fit quelques pas en arrière pour mieux observer la scène.

À ce moment précis, un sifflement strident

retentit. Elle se retourna. Les yeux agrandis par l'effroi, elle vit un Boeing de la United Airlines survoler Manhattan à basse altitude, foncer en direction de la seconde tour du WTC, la contourner puis la percuter. Une immense explosion secoua l'édifice, suivie d'une gigantesque boule de feu.

– *My God!* lâcha-t-elle en se frappant le front.

Était-ce un cauchemar, ou assistait-elle, en direct, à un mauvais film d'action ? Prise de panique, elle s'éloigna des Twin Towers en jouant des coudes pour se frayer un passage au milieu des rescapés qui s'égaillaient dans tous les sens et des pompiers qui convergeaient vers le lieu du drame. Deux cents mètres plus loin, les cheveux en bataille, la gorge sèche, elle s'arrêta de nouveau. Que s'était-il réellement passé ? Quand un avion frappe une tour, on songe à un accident. Mais quand, à un quart d'heure d'intervalle, *deux* avions frappent *deux tours au même endroit*, le doute n'est plus permis : le terrorisme venait encore de frapper !

Tracy plissa les yeux et, impuissante, observa longtemps les deux immeubles en feu. Elle les connaissait comme sa propre maison : depuis des années, elle s'y rendait chaque jour. Combien de personnes, d'amis, avaient péri dans cette tragédie ? Avec horreur, elle vit des formes humaines, prisonnières des flammes, se jeter dans le vide, planer un court instant et s'écraser contre le sol, quatre cents mètres plus bas.

– Mon Dieu ! gémit-elle. Pourquoi cette...

Elle n'acheva pas sa phrase. La tour sud venait de s'effondrer comme un château de cartes. Des tonnes d'acier, de béton et de verre avaient implosé, provoquant un immense champignon de fumée et de débris.

– Courez ! Courez !

Hébétée, Tracy ne répondit pas tout de suite aux injonctions du secouriste. Mais quand elle vit les vagues puissantes, chargées de gravats, qui déferlaient sur les environs du WTC, emportant tout sur leur passage, elle finit par réagir. Elle reprit sa course, les dents et les poings serrés, jetant derrière elle des regards furtifs pour mesurer la distance qui la séparait de l'épais nuage qui la pourchassait dans cette rue subitement transformée en couloir d'avalanche. Elle sentit la mort à ses trousses et réalisa qu'à moins d'un miracle, elle ne s'en sortirait pas. Avisant une Volvo stationnée au milieu de la route, sans doute abandonnée par son conducteur au moment de l'explosion, elle s'engouffra dans le véhicule et se roula en boule au pied de la banquette arrière. Il était temps ! Une pluie de pierres venait de s'abattre autour de la Volvo, blessant des dizaines de personnes.

– Mon Dieu, faites que la bagnole tienne le coup ! murmura-t-elle en fermant les yeux.

La prière de la jeune femme fut à moitié exaucée. La voiture résista, mais sa vitre avant céda sous le poids des débris. Tracy retint son souffle un moment, puis, constatant que la tornade était passée, ouvrit la portière et se dégagea. Elle était grise de la tête aux pieds, recouverte de cendre et de poussière, comparable à ces personnages pétrifiés qu'elle avait vus à Pompéi, au pied du Vésuve. Elle se boucha les narines avec la paume de la main. L'air était irrespirable, chargé de kérosène, d'amiante, de ciment et de plomb ; une odeur âcre de calciné flottait dans cette atmosphère polluée. Autour d'elle, l'Apocalypse : des pompiers dépassés par les événements, incrédules, qui venaient de perdre la moitié de leurs collègues, ensevelis sous les décombres, hagards et ensanglantés, les vêtements déchirés, des citoyens qui couraient à l'aveuglette ou pleuraient, assis par terre, le nez dans un mouchoir ; au milieu du hululement des sirènes, des ambulanciers désemparés qui ne savaient plus où donner de la tête... Tracy poursuivit son chemin en titubant. Avec la rage au cœur. Et la certitude d'avoir traversé l'Enfer.

2

Washington, DC

– Sale journée ! maugréa Meg en cognant d'un poing rageur le volant de la Ford.

Elle appuya sur l'accélérateur et dépassa le camion qui lui barrait le passage. Elle avait passé toute la matinée chez sa mère, accrochée au téléphone, les yeux braqués sur CNN dans l'attente de nouvelles de sa sœur. Elle avait suivi les événements minute par minute, sur le petit écran, en priant Dieu de préserver Tracy du malheur et en se demandant comment, aux États-Unis, de tels actes pouvaient se produire. Elle avait vu à la télévision les deux édifices s'effondrer sur les secouristes et des gens désespérés se jeter du haut des tours pour échapper aux flammes. Ces scènes l'avaient profondément choquée. À midi, enfin, Tracy avait appelé.

– Allô ? C'est moi !

Sa voix, à l'autre bout du fil, brisée, méconnaissable.

– Tracy ! avait hurlé Meg. Es-tu blessée ? Tout va bien ?

– Un vrai cauchemar ! Je reviens de loin, mais ça va...

Perdant contenance, Meg avait éclaté en sanglots.

– Où es-tu ? Nous allons venir te chercher !

– Pas la peine, Meg. De toute façon, les aéroports sont fermés et les avions ne sont pas sûrs... Et chez vous, quelles nouvelles ?

– Ils ont frappé le Pentagone. Un quatrième avion s'est écrasé en Pennsylvanie... Il visait une centrale nucléaire ou Camp David, on ne sait pas trop. Certains disent qu'il a été abattu par nos propres avions de chasse pour l'empêcher d'atteindre sa cible !

– Je vous aime, avait repris Tracy d'une voix altérée par l'émotion.

– Dieu soit loué, ma chérie, je te passe maman. Elle est dans tous ses états !

Soudain, dans le rétroviseur, brilla le feu aveuglant d'une *Harley Davidson*. Meg ralentit et laissa passer le motard qui lui fit signe de s'arrêter. Elle se porta sur la droite et stoppa. Le policier mit pied à terre, ôta son casque et s'approcha de la voiture, la main posée sur l'étui de son revolver. Il avait les jambes arquées, la démarche chaloupée des shérifs de westerns.

– Bonsoir, dit-il en se penchant pour examiner l'intérieur du véhicule.

– Bonsoir ! Qu'y a-t-il ?

– Il y a que vous conduisez tous feux éteints !

Meg sursauta : elle avait oublié d'allumer les phares !

– Excusez-moi, c'est l'émotion ! Ma sœur a failli périr dans la catastrophe du World Trade Center !

Le policier se renfrogna.

– Elle travaillait là-bas ?

– Malheureusement oui. J'ai passé la pire journée de ma vie, scotchée au téléphone, ne sachant si elle était vivante ou morte ! Je suis à bout de nerfs...

– Une véritable hécatombe ! soupira-t-il en baissant la tête. On parle de sept mille morts... Plus que Pearl Harbor ! Vous vous rendez compte ?

– Vous êtes responsables de notre sécurité ! fit-elle sur le ton du reproche. Tous nos dirigeants se comportent en héros : personne n'a eu le courage de démissionner... Nous payons une fortune pour la CIA et le FBI, et voilà le résultat !

– Je n'ai rien à voir avec ces gens, madame, croyez-moi. Je ne suis qu'un simple agent de la circulation !

– Avez-vous au moins une idée de l'identité des terroristes ?

– Tout est possible, répondit le policier en haussant les épaules. Mais la piste Ben Laden est privilégiée !

Ben Laden ! Ce nom fit frémir Meg. Planqué en Afghanistan, au milieu des taliban, cet islamiste orchestrait, depuis des années, des actes terroristes contre les États-Unis. C'est lui qui, en 1993, avait revendiqué les attaques contre des soldats américains en Somalie, lui qui avait commandité les attentats contre les ambassades américaines au Kenya et en Tanzanie en août 1998, lui encore qui avait lancé une opération contre le *USS Cole* en octobre 2000. Pendant le conflit afghan, à l'instigation de l'ancien patron de la CIA, William Casey, les Américains l'avaient armé et soutenu pour combattre les troupes soviétiques, lui fournissant même des missiles Stinger.

– Nous récoltons ce que nous avons semé, murmura Meg avec amertume. J'espère que nous saurons un jour la vérité sur ce qui s'est réellement passé !

– Pourquoi dites-vous cela ? demanda le motard en fronçant les sourcils.

– Au FBI, à la CIA, il n'existe aucune obligation de transparence. Tout est opaque, occulte. Ils peuvent nous faire gober n'importe quoi !

Un vrombissement se fit entendre : un autre motard venait de s'arrêter à la hauteur de la Ford.

– Tout va bien ? demanda-t-il à son collègue.

– Amène-toi : la sœur de madame est une rescapée du WTC !

Perdant patience, Meg ne put s'empêcher de lui demander avec ironie :

– Vous désirez un autographe ? Je vous en prie, laissez-moi rentrer chez moi, je suis épuisée !

– Vous pouvez y aller ! fit le policier en posant la main sur son front en guise de salut. Mais de grâce, n'oubliez pas les phares : la catastrophe de ce matin nous suffit amplement !

3

Baltimore

Meg Jordan ouvrit les yeux et promena sa main sur la commode pour éteindre le réveille-matin qui sonnait depuis un bon moment. Elle poussa l'interrupteur, se redressa sur les coudes et consulta l'heure qui s'affichait sur le cadran. Encore en retard ! « Décidément ! gémit-elle. Je n'arriverai jamais à être ponctuelle ! Ça doit être génétique ! » Elle s'assit sur le bord de son lit, se massa les cuisses un court instant, rejeta ses cheveux blonds en arrière, puis se leva. « Du cran ! se dit-elle. Mes étudiants vont commencer à me haïr ! » Elle se dirigea vers la salle de bains, fit rapidement sa toilette – en pestant, comme chaque jour, contre les mèches rebelles qui lui frangeaient le front –, avant d'ouvrir, d'un geste las, l'immense placard où elle rangeait ses vêtements. Elle parcourut une à une les robes suspendues sur les tringles métalliques. En désespoir de cause, elle finit par opter pour un tailleur en tweed. « Un tailleur, c'est sérieux, pensa-t-elle. Il faut que j'impressionne mes étudiants ! » Elle chaussa ses escarpins puis sortit de sa maison en courant. Garée au coin de la rue, la Ford était couverte de rosée.

Elle essuya le pare-brise avec un mouchoir, s'engouffra dans le véhicule et démarra sans prendre le temps de chauffer le moteur.

Meg emprunta la route 395 et déboucha sur le Martin Luther King Jr Boulevard. Au quatrième feu, elle bifurqua à droite et s'engagea dans Baltimore Street. Comme chaque jour à cette heure, la rue était embouteillée. Elle appuya sur l'avertisseur et slaloma entre les voitures. Arrivée au deuxième feu, elle tourna brusquement à gauche et se retrouva dans Paca Street, juste devant le campus de l'université. Elle sortit de son sac sa carte plastifiée de « Chercheur » et la montra au gardien qui, d'une inclinaison de la tête, lui fit signe de poursuivre son chemin. Meg gara sa voiture de travers sur deux places de parking et se dirigea à toute vitesse vers l'amphithéâtre où l'attendaient ses étudiants.

– La voilà !

Des applaudissements saluèrent l'entrée de l'enseignante qui ne put s'empêcher de rougir.

– Mieux vaut tard que jamais ! fit-elle en haussant les épaules.

Elle s'installa à sa table, ouvrit son porte-documents et sortit une liasse de papiers. Elle releva la tête et promena son regard sur l'assistance. L'amphithéâtre était comble : tous les étudiants en chimie et en biologie étaient là, un crayon à la main, prêts à aborder un nouveau cours. Au dernier rang, un homme attira son attention. Il portait un imperméable et des lunettes noires, et paraissait beaucoup plus âgé que les autres. « Bizarre, se dit-elle. Je ne l'avais jamais remarqué auparavant. »

Elle toussa dans son poing pour réclamer le silence.

– Le bacille du charbon..., commença-t-elle.

Les étudiants se penchèrent sur leurs cahiers. Seul l'inconnu demeura immobile, les bras croisés sur sa poitrine.

– Le bacille du charbon, ou anthrax, en latin : « *Bacillus anthracis* », provoque une maladie infectieuse septicémique et atteint aussi bien les animaux domestiques – en particulier les ruminants, chevaux, porcins – que l'être humain. Le charbon est donc, comme la peste, une zoonose, c'est-à-dire une maladie transmissible commune à l'espèce humaine et à certaines espèces animales. On distingue une forme externe de contamination, par pénétration des bacilles au niveau d'une blessure – on parle alors de charbon cutané –, et une forme interne, par inhalation ou ingestion des spores de la bactérie – on parle alors de charbon pulmonaire ou de charbon gastro-intestinal. Dans le cas du charbon cutané, la partie de la peau exposée se met à démanger et une papule apparaît, souvent sur le visage, qui se transforme en vésicule, puis se creuse en une escarre de couleur noire...

Meg se tourna vers l'écran qui se trouvait derrière elle et alluma le projecteur posé sur la table. Une image, représentant les micrographes réalisés par Robert Koch lors de sa découverte des spores de la bactérie charbonneuse, s'afficha sur l'écran.

– Ce bacille connaît plusieurs souches : la souche Sterne de bacille du charbon est une souche vivante, non pathogène, utilisée à des fins vaccinales. En revanche, la souche *« vollum »* est connue pour être virulente et pathogène...

Elle s'interrompit un court instant, le temps de permettre à ses étudiants de noter ses explications, puis enchaîna :

– Un gramme de spores de charbon est cent mille fois plus mortel qu'un gramme d'agent chimique... Les symptômes du charbon se manifestent après une période d'incubation de un à six jours : dans le cas du charbon pulmonaire, les premiers symptômes ne sont pas en général spécifiques. Une fièvre faible, une toux sèche et pénible et une faiblesse générale sont enregistrées dans un premier temps. L'état de la personne atteinte de cette maladie peut s'améliorer pendant une courte durée au bout de deux à quatre jours. Mais dans les vingt-quatre heures qui suivent, des insuffisances respiratoires aiguës se produisent, qui provoquent un état de choc et, peu de temps après, la mort.

L'assistance frissonna. Meg poursuivit son exposé en l'illustrant de diapositives qu'elle avait prises elle-même au laboratoire de recherche :

– L'agent infectieux *Bacillus anthracis* est une bactérie Gram + aux extrémités carrées, de 2 à 10 µm, qui se présente sous forme isolée ou en chaînettes. Son pouvoir pathogène repose sur la présence d'une capsule, caractéristique des souches virulentes, car elle s'oppose à la phagocytose, ainsi que sur la synthèse de toxines protéiques. Le germe est fragile, mais sa spore est résistante à la chaleur (thermorésistance de 10 minutes à 95° C) et au vieillissement (survie de plusieurs dizaines d'années dans le sol)...

Jugeant qu'elle en avait assez dit, Meg rangea ses papiers et annonça avec le sourire :

– Nous continuerons lundi. Nous évoquerons les mesures à prendre pour lutter contre l'anthrax.

Sous les applaudissements, elle éteignit le projecteur et se dirigea vers la sortie. Au moment d'emprunter le couloir menant au laboratoire, elle fut abordée par l'homme aux lunettes noires. Il était bâti comme une casemate. Son visage anguleux était orné d'une fossette au menton.

– Mademoiselle Jordan ?

– Oui ?

– Puis-je vous parler un moment ?

– Excusez-moi, mais je dois me rendre à mon labo, bredouilla-t-elle en serrant son porte-documents contre sa poitrine.

– J'ai une chose de la plus haute importance à vous transmettre, dit l'homme d'une voix grave.

– À qui ai-je l'honneur ?

– Agent Callaghan, dit l'homme en exhibant son badge.

Meg eut un mouvement de recul. Trois mots – *Central Intelligence Agency* – étaient gravés autour d'un écusson bleu orné d'un aigle. Que lui voulait cet individu ? Qu'avait-elle fait de mal pour susciter l'intérêt de la CIA ?

– Veuillez m'accompagner, murmura-t-elle en baissant la tête.

Elle tourna les talons et se dirigea vers son bureau. L'homme lui emboîta le pas. Ce personnage ne lui inspirait pas confiance. Il y avait chez lui une certaine arrogance qui la mettait mal à l'aise.

– Entrez ! dit-elle en ouvrant la porte de son bureau.

– Après vous, mademoiselle, dit l'homme en se penchant en avant comme pour une révérence.

Cette galanterie inattendue surprit Meg. Elle obéit, pénétra dans la pièce, suspendit son sac au porte-chapeaux, puis se dirigea vers la fenêtre pour ouvrir les stores.

– Non, non, laissez ! commanda l'homme en fermant la porte derrière lui.

Meg s'assit à son bureau et se croisa les doigts.

– Je vous écoute, dit-elle en affichant un sourire contraint.

– J'ai été chargé par mes supérieurs de vous contacter pour une mission qui requiert la plus grande discrétion.

« Mission »... Meg frémit. De quel genre de mission s'agissait-il ?

– Je suis désolée de vous décevoir, monsieur... monsieur ?

– Callaghan, répéta-t-il.

– ... monsieur Callaghan. Mais je suis une femme occupée, débordée de travail. Je n'ai pas une seule minute à moi. Je dois assurer mes cours, les travaux de recherche, une permanence au labo, sans compter les articles, les colloques et les conférences. Savez-vous le temps qu'il me faut pour préparer une conférence ?

L'agent resta figé, sourd à ce que la jeune femme venait de dire.

– Trente jours, monsieur Callaghan, trente jours ! Il y a des profs qui pondent des articles à tout instant, comme les distributeurs automatiques. Ils ont des tiroirs remplis d'articles qu'ils récrivent ou adaptent à la demande des uns ou des autres... J'en suis incapable : je suis une perfectionniste.

– C'est pour cette raison que nous vous avons choisie, mademoiselle Jordan.

– Parce que je suis débordée de travail ? fit Meg en levant les sourcils.

– Non. Parce que vous êtes perfectionniste.

– Mais je ne peux pas... je n'ai pas le temps, je...

L'homme s'impatienta. Il se dirigea vers la porte et tourna la poignée.

– Merci de votre coopération, mademoiselle Jordan. Je vous croyais prête à aider le gouvernement des États-Unis ! déclara-t-il avec véhémence.

« S'il croit pouvoir m'avoir en faisant jouer la fibre patriotique, il se fourre le doigt dans l'œil ! » se dit Meg. Non qu'elle fût insensible à l'appel de la patrie, mais elle ne voyait pas comment une spécialiste en pathogénie bactérienne pouvait rendre service à son pays.

– Au revoir, monsieur Callaghan !

L'agent ouvrit la porte, hésita, puis, la refermant, revint sur ses pas et se campa devant la jeune femme.

– Vous abusez de ma patience, mademoiselle Jordan !

Meg tressaillit. Il y avait dans la voix de Callaghan une grande agressivité.

– Ne me parlez pas sur ce ton ! répliqua la jeune femme en se levant d'un bond. Vous débarquez dans le campus de l'université, comme ça, à l'improviste, et vous venez me donner des ordres ! Je...

L'agent Callaghan cogna le bureau avec son poing.

– Vous allez m'écouter, maintenant ! Nous sommes à la veille d'une guerre bactériologique à l'échelle planétaire. Vous n'avez pas le choix.

– Que me voulez-vous ?

Il s'assit, se racla la gorge et commença ses explications :

– Au lendemain de l'attaque du 11 septembre, le FBI a procédé à des dizaines d'arrestations et de perquisitions. Parmi les pièces saisies, nous avons découvert des documents ayant trait à des attaques bactériologiques. Comme vous le savez, en Floride, à New York, dans le Nevada, des cas suspects d'anthrax ont été enregistrés en octobre, créant une véritable psychose au sein de la population. Des terroristes ont envoyé au groupe de presse *American Media Inc.* des lettres d'amour mortelles destinées aux chanteuses Jennifer Lopez et Kylie Minogue. C'est en ouvrant ces lettres infectées d'anthrax que deux employés de la société ont été contaminés ! L'un d'eux, Robert Stevens, un photographe du *Sun*, est décédé des suites de la maladie...

– Ces cas ne peuvent pas être dus à des causes naturelles, observa Meg en se croisant les doigts. Durant tout le siècle dernier, dix-huit cas seulement d'anthrax ont été recensés aux États-Unis et, depuis vingt-cinq ans, pas un seul citoyen n'a été contaminé. Il y a une chance sur un milliard de rencontrer deux cas d'anthrax au même moment et au même endroit !

Elle se pinça les lèvres, réfléchit un moment, puis demanda :

– Quel rapport entre la menace bactériologique et Oussama Ben Laden ?

– Bonne question ! L'un des terroristes du 11 septembre, le dénommé Mohamed Atta, a longtemps vécu en Floride, non loin du bâtiment où l'anthrax a été découvert. Quelques jours plus tôt, nous avons coffré des Arabes proches de Ben Laden qui essayaient de louer des avions d'épandage pour pulvériser sur nos villes des agents chimiques ou bactériologiques... À Milan, la police italienne a démantelé une cellule terroriste islamiste liée à Ben Laden qui projetait une attaque chimique en France. Enfin, l'attorney général John Ashcroft a affirmé devant le Sénat qu'un certain nombre d'individus liés aux pirates de l'air auraient cherché à se procurer des permis les autorisant à transporter dans des camions des substances toxiques... Tout cela ne relève pas du hasard !

Il secoua la tête et reprit de sa voix métallique :

– C'est aujourd'hui une certitude : Ben Laden et son réseau, Al-Qaida, possèdent bel et bien des armes chimiques et bactériologiques. Un Algérien détenu à New York a confirmé lors de son audition devant le juge fédéral qu'il a été initié à l'utilisation d'un gaz mortel fabriqué à base de cyanure et d'acide sulfurique dans les camps d'entraînement de Ben Laden. Il aurait appris à diffuser ce gaz en le plaçant près d'une bouche d'aération... Vous imaginez jusqu'où ces gens-là sont prêts à aller ?

– Mais d'où proviennent ces armes ? demanda Meg, perplexe.

– Le Soudan est l'un des principaux fournisseurs

du réseau Al-Qaida. Rappelez-vous : en août 1998, nous avions bombardé l'usine pharmaceutique « Shifa » à Khartoum, soupçonnée de fournir des armes chimiques à Ben Laden. Mais le danger n'est pas écarté pour autant. L'Irak possède aussi un arsenal considérable où Ben Laden et les terroristes de son espèce s'approvisionnent régulièrement... D'ailleurs, la connexion entre Ben Laden et le régime irakien ne fait pas de doute : le 11 novembre 1998, à Rabat, l'arrestation de deux proches de Ben Laden a permis d'établir avec certitude l'existence de ce lien. Aussi, quelques mois avant la catastrophe, Mohamed Atta a rencontré à Prague un membre des services secrets irakiens. Et puis...

Il toussa dans son poing et poursuivit :

– Nos agents ont récemment réussi à « craquer » les codes d'accès de deux ordinateurs – un Desktop IBM et un portable Compaq – achetés par hasard, pour 1 100 dollars, par le correspondant du *Wall Street Journal* chez un revendeur de Kaboul qui les avait acquis auprès d'un pillard. Les disques durs de ces machines qui appartenaient à Al-Qaida ont révélé un grand nombre de secrets, parmi lesquels la lettre d'accréditation dont s'étaient servis les faux journalistes pour assassiner le commandant Massoud, le chef de l'Alliance du Nord, et, surtout, l'existence d'un programme surnommé « Al Zabadi » relatif à la production d'armes chimiques et biologiques en coopération avec plusieurs pays arabes dont l'Irak... Il est désormais indiscutable qu'un échange d'informations et, probablement, de matériel existe entre Ben Laden et l'Irak, malgré l'opposition de certains dirigeants de Bagdad, comme Tarek Aziz.

– N'a-t-on rien fait pour éradiquer ce fléau ? murmura Meg en fronçant les sourcils.

– Si ! À l'issue de la guerre du Golfe, le Conseil de sécurité a établi une commission spéciale de l'ONU, baptisée « UNSCOM », chargée d'éliminer dans ce pays les armes biologiques, chimiques et balistiques qu'on désigne collectivement par le terme « ADM » : armes de destruction massive... Cette commission a fait long feu : en décembre 1998, à la veille d'une campagne de bombardements menée par l'aviation américaine et britannique, les inspecteurs ont dû quitter l'Irak. Profitant de la pression internationale suite à la tragédie de New York, nous cherchons à imposer au régime irakien de nouvelles missions d'inspection, placées sous l'égide de l'ONU... Comme l'a affirmé le président Bush lui-même : « Saddam Hussein doit laisser les inspecteurs revenir dans son pays pour nous prouver qu'il ne fabrique plus d'armes de destruction massive. » La résolution 1382 récemment adoptée par le Conseil de sécurité exige le retour de ces inspecteurs en échange de la levée des sanctions économiques en vigueur depuis onze ans...

Il marqua une pause, puis ajouta sur un ton sentencieux :

– Il nous faut agir à deux niveaux : *primo*, éliminer les terroristes, Ben Laden en tête ; *deuzio*, geler leurs avoirs partout dans le monde et couper définitivement leurs sources d'approvisionnement en armes chimiques et bactériologiques. Le bioterrorisme doit être tué dans l'œuf !

– Et mon rôle dans tout cela ?

– Nous avons besoin d'une personne comme vous pour faire partie des inspecteurs que l'ONU compte envoyer en Irak.

– Pourquoi moi ?

– Vos connaissances en matière bactériologique nous seront précieuses. Votre sécurité sera assurée. Vous agirez sous le couvert de l'ONU. Il n'y a aucun risque...

Meg se tut. Elle réfléchit un moment. Pouvait-elle refuser cette mission ? Et d'abord, pourquoi la refuserait-elle ? En tant que scientifique, elle était flattée d'avoir été choisie parmi ses pairs et trouvait exaltante l'idée de pouvoir appliquer « sur le terrain » les connaissances théoriques qu'elle inculquait à ses étudiants. Travailler pour le compte de la CIA l'inquiétait, certes, mais ce que Tracy avait enduré, ce que des milliers de concitoyens avaient connu ces derniers jours méritait bien ce sacrifice. À l'issue de la tragédie de New York, une véritable chaîne de solidarité s'était formée aux quatre coins des États-Unis, symbolisée par ces milliers de tee-shirts portant l'inscription : *« United we stand »*. Meg eut le sentiment qu'en acceptant la mission qu'on lui proposait, elle faisait preuve de fidélité à l'égard de ceux qui étaient partis, ou qui avaient failli partir.

4

White House Situation Room (WHSR), Maison-Blanche, Washington, DC

George W. Bush dévisagea un à un les membres du *National Security Council*, confortablement assis sur les sièges en cuir disposés autour de la table de conférence de la Situation Room, la fameuse salle d'opérations aménagée au sous-sol de la Maison-Blanche. Pour avoir un panorama complet de la situation, il avait invité plusieurs personnalités extérieures au NSC à prendre part au débat qui allait s'ouvrir.

– Tout le monde est là ? demanda-t-il en sortant un stylo de la poche intérieure de sa veste.

– Ridge manque à l'appel, lui répondit quelqu'un.

– On commencera sans lui, décréta le président. Nous sommes réunis ce matin pour évaluer la situation à la lumière des derniers développements survenus en Afghanistan et sur notre propre territoire...

Assise à l'autre bout de la table, Condoleeza Rice leva l'index pour demander la parole. Bush n'hésita pas : il prêtait toujours une oreille attentive aux avis éclairés de sa conseillère pour la Sécurité nationale. Titulaire d'un PhD en sciences politiques, cette universitaire née en 1954 à Birmingham, Alabama, avait été membre du *Center for International Security and Arms Control* à Stanford, et avait occupé plusieurs postes importants qui lui avaient assuré une vaste expérience. Derrière son joli minois et son sourire éclatant, on devinait aisément une force de caractère hors du commun.

– Monsieur le président, jusqu'à nouvel ordre, nous n'avons trouvé aucun lien certain entre les enveloppes contenant de l'anthrax et Ben Laden.

– Lors de notre dernière réunion, vous nous aviez pourtant confirmé l'existence d'un tel lien, objecta Bush en se tournant vers Robert Mueller, le directeur du FBI.

– Nous avons des pistes, déclara Mueller d'un ton embarrassé. Mais aucune certitude, en effet. Je crois que...

Il s'interrompit : l'ancien gouverneur de Pennsylvanie, Tom Ridge, venait de faire irruption dans la salle. Il était essoufflé et affichait sa mine des mauvais jours. Depuis sa nomination à la tête de l'*Office of Homeland Security*, le Bureau de la Sécurité du Territoire institué au lendemain des événements du 11 septembre, Ridge n'avait épargné aucun effort pour restaurer la confiance au sein d'une population meurtrie et désemparée.

– Toutes mes excuses, monsieur le président, bredouilla-t-il de sa voix nasillarde. Mais on m'a informé juste avant le début de la réunion que l'une des personnes ayant reçu une enveloppe contenant de l'anthrax est décédée...

George W. Bush secoua la tête avec consternation.

Comme si l'hécatombe du 11 septembre ne suffisait pas, voilà que les terroristes s'en prenaient aux innocents en diffusant des lettres piégées à l'anthrax ! Le plus terrible dans cette guerre contre le terrorisme, c'est que l'ennemi y était à la fois invisible et imprévisible. Il pouvait se trouver partout, ne reculait devant rien et agissait à distance, par agents interposés, de sorte qu'il demeurait, le plus souvent, sans visage et sans voix. Comment arrêter ce fléau ? Et, surtout, comment rassurer l'opinion publique ? Quelle explication lui donner ?

– Il faut faire diversion, proposa Condoleeza Rice en triturant la boucle d'oreille qu'elle venait de dégrafer. Nous devons, d'ores et déjà, trouver une autre cible que l'Afghanistan !

– Tout à fait d'accord, déclara Ridge. Il nous faut détourner l'attention de l'opinion publique en déclarant, ailleurs, une nouvelle guerre...

– Mais pas n'importe laquelle, Tom ! nuança Rice. Il nous faut choisir une cible facilement identifiable pour la population, une cible ayant une dimension hautement symbolique...

– Vous pensez à l'Irak, je suppose ? fit George W. Bush en se croisant les doigts.

– Oui, monsieur le président. L'Irak est la meilleure des cibles. Il s'agit d'une guerre dite « résiduelle », déjà entamée, ce qui nous affranchira de la tâche de la légitimer aux yeux de l'opinion mondiale. Il s'agit d'une guerre juste, déjà avalisée par l'ONU puisqu'elle s'inscrit dans la continuité et qu'elle a pour but l'application du droit international... Elle nous permettra d'asseoir notre présence dans le Golfe à l'heure où des voix commencent à s'élever pour réclamer notre départ de la région...

– La question de « légitimer » l'attaque ne me préoccupe pas, dit le président d'un air faussement ingénu. Il suffira à l'OSI* de faire circuler les informations « appropriées » sur le régime irakien pour que l'opinion publique nous suive !

– Ce qui me tracasse, observa le général Colin Powell, c'est qu'il sera difficile de mobiliser une coalition, comme la dernière fois. La France qualifie notre attitude de « simpliste »...

– J'ai dit deux mots au président Chirac à ce propos, répliqua Bush en rougissant sous l'effet de la colère. Nous n'avons pas de leçons à recevoir de la France... Et cela est tout aussi vrai pour le dossier de l'Irak que pour celui de la crise au Proche-Orient !

– Sauf votre respect, monsieur le président, il n'y a pas que la France, rétorqua Powell. Le président Poutine a affirmé l'autre jour qu'une attaque de notre pays contre Bagdad diviserait le camp antiterroriste et que l'option militaire est loin d'être la meilleure solution. À ses yeux, nous devons d'abord garantir le retour des inspecteurs de l'ONU en Irak...

Prenant la parole, le secrétaire à la Défense, Donald Rumsfeld, ajouta d'une voix décidée, en plissant ses yeux myopes :

– Si les inspecteurs de l'ONU que nous sommes sur le point d'envoyer là-bas mènent à bien leur

---

* L'*Office of Strategic Influence* (OSI) ou Bureau de l'Influence Stratégique est un organisme créé au sein du Pentagone après les attentats du 11 septembre pour manipuler les médias et mener des campagnes de désinformation.

mission et découvrent de nouvelles caches d'armes de destruction massive, nous interviendrons pour détruire cet arsenal. Si le régime irakien leur interdit de mener à bien leur mission, il s'agira alors d'un *casus belli* !

Visiblement nerveux, George W. Bush se leva et, les mains derrière le dos, arpenta la pièce.

– *Make no mistake about it*, conclut-il. Dans les deux cas... la conflagration est inévitable !

5

Lyon

La nuit commençait à tomber sur Lyon. Les eaux impétueuses du Rhône et celles, indolentes, de la Saône, traversées par une multitude de ponts et de passerelles, scintillaient de mille feux. Était-ce le brasillement qui marque le déclin du soleil ou, déjà, le reflet des étoiles s'allumant dans le ciel ? Sandrine Duval arpenta les couloirs du laboratoire P4 Jean-Mérieux et se dirigea vers les douches. Elle avait l'air d'un scaphandrier avec sa combinaison blanche surmontée d'une immense capuche transparente et reliée, grâce à un tuyau jaune appelé « le narguilé », à l'un des deux compresseurs qui fournissaient en permanence de l'air filtré. Malgré les dangers qu'elle courait dans ce bunker clos et stérile, protégé comme un dépôt d'armes nucléaires, elle aimait son boulot : identifier les virus, trouver les moyens de les combattre... Sa vie, elle l'avait dédiée à la recherche.

Édifié sur le site de Gerland, le P4 comptait trois modules de travail : deux laboratoires indépendants et une animalerie comprenant des cages étanches en acier, doublées de Plexiglas. Pour communiquer avec ses collègues, Sandrine était équipée d'un émetteur-récepteur. Toutes ses conversations étaient enregistrées pour déclencher immédiatement l'alerte en cas de malaise ou d'accident. Ces précautions, elle le savait, n'étaient pas superflues : la moindre erreur pouvait la condamner à mort et menacer le laboratoire tout entier. Inscrit sur la liste des points sensibles nationaux, l'endroit était d'ailleurs surveillé par le RAID et le GIGN, entraînés à intervenir à tout moment pour déloger un commando qui chercherait à y pénétrer pour s'approprier des stocks d'agents pathogènes.

Sandrine pénétra dans un sas et referma la porte derrière elle : la douche de décontamination se mit automatiquement en marche. Six minutes plus tard, la jeune femme sortit, ôta son scaphandre et se débarrassa de sa sous-tenue jetable. Munie de son savon antibactérien et virucide, elle passa sous une autre douche. Au bout d'un moment, elle se sécha, puis gagna le vestiaire pour s'habiller. Ayant enfilé sa robe et récupéré son sac et son porte-documents, elle emprunta la sortie de service et se dirigea vers la station de bus située sur l'avenue Tony-Garnier, à six cents mètres du P4. À présent, l'obscurité s'était installée ; il pleuvait à verse. Elle pressa le pas. « Déjà 21 heures ! se dit-elle en consultant sa montre. Il faut que j'appelle Christophe. Il est probablement rentré du CNRS... » À deux pas de l'abribus se trouvait une cabine téléphonique. Sandrine y pénétra et sortit son porte-monnaie. Au moment de décrocher le combiné, elle avisa deux personnages encagoulés qui se tenaient dehors, l'un devant la porte de la cabine, l'autre juste en face d'elle. Elle frissonna. Que lui voulaient-ils ? Comment alerter les agents en charge de la sécurité du P4 ? « Vite, vite... » murmura-t-elle en composant le numéro du laboratoire. À la quatrième sonnerie, la voix du gardien résonna enfin. « Allô ? C'est Sandrine... Au secours, je suis... » Elle n'acheva pas sa phrase : l'un des deux hommes s'était introduit dans la cabine et braquait sur elle un pistolet muni d'un silencieux. Elle ouvrit la bouche pour crier. Deux coups de feu étouffés retentirent. Une flaque de sang étoila les parois de la cabine. Sandrine lâcha le combiné et s'écroula. L'homme s'empara du porte-documents et, flanqué de son complice, s'éloigna en courant. Deux minutes plus tard, les tireurs d'élite du GIGN déboulèrent, armés de fusils d'assaut. Mais ils ne purent que constater les dégâts.

Chris se pencha sur le corps de sa femme, recouvert d'un drap blanc.

– Laissez-moi ! demanda-t-il à l'infirmière.

Resté seul, il prit la main de Sandrine et l'embrassa longtemps. La douleur l'oppressait, une douleur diffuse, à la fois physique et morale, qui lui brouillait la vue et lui ankylosait l'esprit : il eut le sentiment d'étouffer.

Puis il sortit, le visage blême, la chemise en eau.

– Que s'est-il passé ? Expliquez-moi ! demanda-t-il au médecin qui l'attendait dehors.

– Nous avons tout essayé..., bredouilla l'autre. Les balles lui ont perforé le front !

– Combien de balles ?

– Deux, tirées à bout portant. Je viens de les extraire pour les envoyer au labo de la PJ.

– Qui a tiré ? Pourquoi ?

– Pour les aspects techniques, voyez le commissaire Fillion ! fit le médecin en montrant du menton un quadragénaire engoncé dans son trench-coat gris et coiffé d'un chapeau mou.

Chris aborda le commissaire et se présenta :

– Je suis le mari de la victime.

– Toutes mes condoléances, monsieur, fit l'autre d'une voix atone.

– Que s'est-il passé ?

– Un braquage sordide... Le gardien du P4 a vu votre femme sortir avec un porte-documents et un sac. Bizarrement, les agresseurs lui ont volé son porte-documents, mais n'ont pas touché à son sac.

Chris s'assit et se prit la tête entre les mains. Il revit le sourire de Sandrine, ses yeux verts, ses cheveux si doux... Comment accepter l'idée de son départ définitif ? Comment tolérer son absence ? Il pensa à Thomas, leur fils unique, privé de sa mère à cause d'une bande de scélérats... Pourquoi ? « En général, les environs du labo ne sont pas mal fréquentés, raisonna-t-il. La présence des braqueurs n'était pas fortuite. Ces gens-là *attendaient* Sandrine. Et s'ils ont pris le porte-documents sans emporter le sac, c'est qu'ils convoitaient *le contenu* de ce porte-documents... »

– Il faudra passer au poste demain matin pour faire votre déposition, déclara le commissaire Fillion en lui tapotant l'épaule.

– Que voulez-vous que je vous dise ? répliqua Chris en haussant les épaules.

Toute la nuit, Chris Duval erra dans les rues de Lyon. Il s'attarda, au nord de la place Sathonay, devant les deux fontaines en forme de lion qui encadrent la double volée de marches menant à l'amphithéâtre des Trois-Gaules. Il se désaltéra, se bassina le visage, puis reprit son chemin. Une heure plus tard, il échoua à la Guillotière, l'ancien quartier de la rive gauche du Rhône. Épuisé, à bout de nerfs, il s'arrêta sous un porche et s'assit sur le banc de pierre qui se trouvait là. Son regard se posa machinalement sur l'affiche qui lui faisait face. Elle représentait un avion traversant un arc-en-ciel, et vantait les mérites d'une compagnie aérienne étrangère. Il se frappa le front. Comment n'y avait-il pas pensé plus tôt ? « Le Boeing, balbutia-t-il. Ils l'ont tuée pour la faire taire ! »

6

Aoukar, Liban

Le convoi était formé par la voiture de l'ambassadeur des États-Unis, suivie d'une escorte constituée de six ou sept voitures, dont une immense Land Rover, surmontée d'une mitrailleuse. Le cortège dépassa plusieurs véhicules qui, impressionnés par le hurlement des sirènes, s'étaient immobilisés, et prit le chemin menant à Aoukar, une colline verdoyante surplombant la Méditerranée. Au moment où Rachid s'apprêtait à pénétrer dans l'enceinte de l'ambassade des États-Unis au Liban – un bâtiment ceinturé de barbelés et flanqué de miradors –, le convoi arriva à destination. Sur-le-champ, des dizaines de militaires armés jusqu'aux dents surgirent pour assurer la protection de l'ambassadeur qui mettait pied à terre. Rachid se retrouva plaqué contre le mur, les mains en l'air, comme un misérable gangster arrêté par la police.

– Je suis informaticien, je suis venu pour l'annonce ! protesta-t-il.

– Ta gueule ! aboya un garde du corps. Tu diras ce que tu as à dire quand le patron sera à l'intérieur !

Rachid prit son mal en patience. Comment en

vouloir aux Américains d'être vigilants dans un pays où ils avaient perdu 211 marines, tués par un camion piégé en octobre 1983 ? Il se devait de garder son sang-froid pour espérer décrocher le boulot que proposait l'ambassade :

L'ambassade des États-Unis au Liban recrute un informaticien de nationalité libanaise ayant cinq années d'expérience au moins, et possédant parfaitement l'arabe et l'anglais. Bon salaire. Envoyer CV au siège de l'ambassade à Aoukar.

Sans conviction, Rachid avait envoyé son CV accompagné d'une photo couleur. « Tu verras, ils te prendront pour ton physique ! lui avait dit sa petite sœur en s'esclaffant. Tu ressembles à Marlon Brando jeune. Ils craqueront sûrement ! » Il avait beau répondre à toutes les conditions requises, il n'y croyait pas trop. Depuis la fin de ses études à la fac, il n'avait pas eu de chance. La première société qui l'avait embauché avait fait faillite. Son travail actuel, dans une petite boîte de programmation, était mal rémunéré. Six cent mille livres libanaises : quatre cents dollars à peine ! Comment espérer se marier et fonder un foyer avec un salaire aussi minable ! Il s'était fiancé à trois reprises, mais, à chaque fois, il avait renoncé à cause de ses ressources limitées : « Je ne peux pas te promettre le mariage si je ne suis pas capable de te faire vivre dans la dignité », répétait-il à ses fiancées en leur demandant de patienter. Elles ne le comprenaient pas. Trop pressées de trouver un époux, elles finissaient par lui claquer la porte au nez. Lorsqu'un fonctionnaire de l'ambassade lui avait téléphoné pour lui annoncer qu'il figurait parmi les candidats sélectionnés pour le poste vacant, il n'en avait pas cru ses oreilles. La chance, enfin !

– C'est bon, tu peux entrer ! ordonna le militaire en lui donnant une tape dans le dos.

– C'est mon tour ?

– Oui, vas-y !

Rachid ajusta le nœud de sa cravate, s'épongea le front, puis pénétra dans le hall de l'ambassade.

– Prenez place, nous viendrons vous chercher ! fit le réceptionniste en lui montrant un siège.

Rachid obtempéra. Il regarda autour de lui. Sur les murs, des photos de l'Empire State Building et des chutes du Niagara. Il demeura bouche bée devant l'immensité de ces lieux.

– C'est à vous ! annonça le réceptionniste après un moment.

Rachid se leva et se dirigea vers un salon situé sur sa gauche. Il écarquilla les yeux : au milieu d'une pièce aux murs lambrissés de chêne trônait une grande table de conférence au bout de laquelle se trouvaient un homme et une femme : lui, la cinquantaine, les cheveux gominés, les lunettes rondes, vêtu d'un complet bleu ; elle, brune, le teint pâle et les lèvres fines.

– Asseyez-vous ! dit l'homme sur un ton autoritaire.

Rachid choisit un fauteuil au hasard et s'assit. L'interrogatoire débuta. L'homme posait les questions, la femme notait les réponses sur un grand registre ouvert devant elle.

– Nom ?

– Habib.

– Prénom ?

– Rachid.

– Nationalité ?

– Libanaise.

– Lieu et date de naissance ?

– Mossoul, 27 octobre 1967.

L'homme ôta ses lunettes et plissa les yeux.

– Mossoul ?

– Oui, monsieur. C'est en Irak. Ma mère est irakienne, mais je vis au Liban.

L'homme hocha la tête.

– Intéressant, dit-il en posant les mains à plat sur la table. Connaissez-vous l'Irak ?

– J'y suis allé plusieurs fois avant la guerre du Golfe. Ma grand-mère maternelle habite Bagdad. Je...

Craignant que ces informations ne fussent préjudiciables à son dossier, Rachid s'interrompit. Mais son interlocuteur l'invita à poursuivre d'un mouvement du menton.

– À l'époque, l'Irak était différent. Lors de mon dernier séjour à Bagdad, j'avais été agréablement surpris par l'esprit d'ouverture des dirigeants et par la détermination de la population à faire une croix sur le passé, en particulier sur le conflit irako-iranien qui avait saigné à blanc le pays. J'avais été étonné de voir un si grand nombre de femmes dans les rues. « Les hommes sont morts à la guerre », m'avait expliqué ma grand-mère.

– Seriez-vous capable de vous retrouver dans les rues de Bagdad ?

– Sans aucun problème ! J'ai passé de longs mois là-bas. Mais... quel rapport avec le poste que vous proposez ?

Le fonctionnaire de l'ambassade esquissa un sourire mystérieux. Il chaussa ses lunettes, se leva et disparut un long moment, laissant Rachid et la jeune femme face à face.

– Vous êtes marié ? demanda-t-elle.

Rachid leva les mains pour lui montrer qu'il ne portait pas d'alliance.

– Fiancé trois fois, mais pas marié !

Elle sourit. Ses dents brillèrent comme des perles entre ses lèvres fines. « Finalement, songea Rachid, elle n'est pas si moche que ça. »

– Et vous, vous êtes mariée ?

La jeune femme se rembrunit.

– C'est moi qui pose les questions ! répliqua-t-elle d'une voix sèche.

Le Libanais se mordit les lèvres.

– Êtes-vous spécialisé dans un domaine particulier de l'informatique ? reprit-elle.

– C'est écrit dans mon CV ! Je suis spécialisé dans la cartographie. Mais comme ce domaine n'est pas très développé au Liban, je travaille sur d'autres programmes...

– Avez-vous accompli votre service militaire ?

– Pendant la guerre, ma génération s'est enrôlée dans la milice. J'ai pris les armes pour défendre mon quartier contre les attaques de l'ennemi. Lors de la guerre de libération menée par le général Aoun, je me suis porté volontaire. Mais tout ça, c'est du passé ! fit-il en accompagnant sa phrase d'un geste désabusé.

L'homme au complet bleu revint, chuchota quelques mots à l'oreille de la jeune femme, puis annonça :

– Monsieur Habib. Vous ne nous intéressez pas pour le poste auquel vous postulez...

Rachid sursauta. Il ressentit ce verdict comme une injustice.

– Mais nous avons d'autres projets pour vous ! ajouta le fonctionnaire en lui adressant un clin d'œil complice.

7

Lyon

Chris Duval alluma son téléviseur et allongea ses jambes sur la table basse. « Rien de rien ! » maugréa-t-il en pressant rageusement les boutons de la télécommande. Comme chaque soir, aucun programme ne trouvait grâce à ses yeux. Sur une chaîne américaine, on rediffusait pour la énième fois *Le Bon, la Brute et le Truand* avec Clint Eastwood dans le rôle principal. Chris posa la télécommande et, d'un œil amusé, se mit à suivre le western spaghetti de Sergio Leone. *« In this world, my friend, there are two kinds of people. Those who have loaded guns, and those who dig... »* Cette phrase, prononcée plus d'une fois dans le film, attira son attention. Il hocha la tête et la répéta plusieurs fois de suite : « Dans ce monde, mon ami, il y a deux sortes de gens : ceux qui ont des fusils chargés, et ceux qui creusent... » Depuis son retour d'Irak où il avait collaboré avec l'UNSCOM, Chris travaillait sur un dossier épineux qui l'avait convaincu de la justesse de la tirade de Clint Eastwood. Le ministère de la Défense avait demandé à son équipe du CNRS de répondre à cette interrogation qui, aux États-Unis, avait fait couler beaucoup d'encre :

« *Que faut-il penser de l'existence d'un syndrome spécifique lié à la guerre du Golfe ?* »

En repassant en revue les études publiées dans le monde sur la question, en réexaminant les circonstances exactes de l'opération « Tempête du Désert », Chris avait mieux mesuré l'horreur de la guerre et la folie qui consistait à exposer des milliers d'hommes et de femmes à la mort et à la maladie au nom d'une cause mal définie... Il n'excusait certes pas le comportement de l'Irak qui avait occupé le Koweit en quelques heures, provoquant ainsi l'indignation du monde entier. Mais il se demandait si les États-Unis n'avaient pas consenti à cette invasion qui légitimait leur intervention et leur implantation dans une région riche en pétrole, de même qu'il ne saisissait pas les raisons qui avaient incité la France à jouer le jeu des Américains en envoyant 25 000 soldats sur place ! Il alla à son bureau, alluma la petite lampe noire qui trônait au-dessus de ses papiers et brancha son ordinateur. Une longue liste se mit à défiler sous ses yeux : celle des fiches de santé des militaires examinés pour mener à bien son étude. Il pianota sur son clavier et s'arrêta sur les résultats d'une enquête faite par le docteur Robert Haley, du *UT Southwestern Medical Center* de Dallas, sur un groupe de 249 vétérans américains issus d'un même bataillon :

Nous avons identifié six syndromes distincts ; les trois premiers sont dits majeurs, les trois suivants mineurs :

– S1 : Troubles cognitifs (distraction, dépression, insomnie, fatigue, bredouillement, migraine). Ce syndrome correspond à près de 5 % des vétérans interrogés.

– S2 : Confusion – Ataxie (troubles du raisonnement, de la pensée, de la lecture, confusion). Ce syndrome correspond à plus de 8 % des vétérans interrogés.

– S3 : Signes articulaires – Musculaires – Neurologiques périphériques (douleurs, fatigue...). Ce syndrome correspond à plus de 8 % des vétérans interrogés.

– S4 : Phobie-Apraxie (nausées, sensations bizarres...) Ce syndrome correspond à près de 5 % des vétérans interrogés.

– S5 : Fièvre – Adénopathie. Ce syndrome correspond à plus de 6 % des vétérans interrogés.

– S6 : Faiblesse – Incontinence. Ce syndrome correspond à moins de 4 % des vétérans interrogés.

Chris fit un rapide calcul : autour de 25 % des 249 vétérans en question présentaient un trouble. La proportion n'était pas négligeable. Il poursuivit sa lecture : l'auteur de l'étude concluait que chacun des six syndromes du Golfe était associé à des expositions différentes, mais tous dans un cadre essentiellement neurotoxique.

– Papa, tu veux jouer avec moi ?

Chris sursauta. Son enfant de trois ans se tenait

derrière lui, affublé d'un pyjama trop grand orné de dessins tirés des films de Walt Disney. Il serrait contre lui un morceau d'étoffe, son « doudou », qui ne le quittait jamais.

– Viens sur mes genoux, mon petit Thomas !

L'enfant ne se fit pas prier.

– Qu'est-ce que tu fais ? demanda-t-il à son père en montrant du doigt l'écran.

– Je travaille !

– Moi aussi, je veux travailler !

– Rien ne presse ! répliqua Chris en l'embrassant dans le cou.

– S'il te plaît, papa : je veux voir *La Belle au bois dormant* à la télé...

– Il fait nuit, mon bébé, il est l'heure d'aller se coucher !

– Je n'aime pas la nuit. Laisse-moi voir *La Belle au bois dormant*, reprit l'enfant d'un ton suppliant. Je veux voir le prince Philippe et la princesse Aurobe...

– Aurore ! rectifia Chris.

– Non : *Aurobe !*

Son père n'insista pas.

– Allez, au lit ! Je te suivrai dans un moment...

Thomas haussa les épaules et lui jeta un regard furibond :

– Méchant, papa !

– Pourquoi « méchant » ? demanda Chris en fronçant lcs sourcils.

– Parce que tu ne joues pas avec moi !

– Samedi, je te le promets, je t'emmènerai au zoo !

– On verra les chameaux ?

– Oui !

– Et on verra aussi les roguilles ?

– Gorilles, rectifia Chris.

– Non : *roguille !* répliqua Thomas avec force.

Il posa un baiser sur la joue de son père et se dirigea vers sa chambre en traînant derrière lui son « doudou ». Chris se prit la tête entre les mains. Il se sentait coupable de ne pouvoir consacrer suffisamment de temps à son fils. Depuis la disparition de Sandrine, il aurait dû redoubler les efforts pour combler le manque laissé par son absence. Mais le travail l'avait happé. « Pourquoi tout ça ? » se demanda-t-il avec amertume. Il avait une revanche à prendre. On avait éliminé sa femme pour la faire taire, pour l'empêcher de poursuivre ses investigations dans une affaire scandaleuse liée aux armes chimiques et bactériologiques. Il s'était juré d'achever l'enquête qu'elle avait commencée. Pour la venger.

Il se replongea dans ses recherches. Il ouvrit le fichier intitulé « Causes du syndrome du Golfe » et réexamina un à un les facteurs jugés responsables des maux relevés chez ceux qu'il appelait « les cobayes en treillis ». Il y avait d'abord l'uranium appauvri. L'opération « Tempête du Désert » avait été présentée comme une guerre « propre ». Mais dix ans plus tard, les armes « conventionnelles » employées par les Américains et les Anglais continuaient à tuer. Certains obus utilisés contre les Irakiens contenaient de l'uranium appauvri : un métal deux fois plus lourd que le plomb, beaucoup plus dur, et avec un coefficient de pénétration supérieur, qui empoisonnait les champs de bataille par sa toxicité et sa radioactivité longtemps après les combats. Les obus en alliage uranium-titane avaient une portée supérieure d'environ un tiers à celle des obus traditionnels et, surtout, des résultats bien plus dévastateurs. Au moment de l'impact, l'obus perforait le blindage, pénétrait dans le tank ou le bunker et se vaporisait, formant un aérosol brûlant et meurtrier. Pendant la guerre du Golfe, les chars américains M1A1, M1, M60 et les chars britanniques Challenger avaient tiré des milliers d'obus perforants de grand calibre à uranium appauvri. Les avions américains A-10 et AV-8B avaient lancé des centaines de milliers de projectiles de petit calibre contenant de l'uranium appauvri. Les tireurs isolés américains avaient utilisé des balles de 7,62 mm et probablement de calibre 0,5 contenant de l'uranium appauvri. En tout, plus de 290 000 kilos de ce métal, déversés sur les champs de bataille d'Irak, du Koweit et d'Arabie saoudite. Chris le savait très bien : l'oxyde d'uranium généré par ces projectiles était un véritable poison, capable de voyager dans le sang, de se fixer dans les os, les reins, le cerveau, le système de reproduction, de se déposer dans les poumons, et provoquait des cancers, des lésions, des troubles neurologiques, des maladies de la peau et des malformations à la naissance. Il était certainement l'une des causes principales du « syndrome de la guerre du Golfe » qui touchait aussi bien les vétérans de cette guerre que la population irakienne habitant près des anciens champs de bataille. À l'uranium appauvri s'ajoutaient les toxiques atmosphériques provoqués par la mise à feu des puits de pétrole, la pyridostigmine administrée aux soldats, les pesticides employés par l'armée (les uniformes des soldats américains étaient imprégnés de permethrine), sans compter les autres risques liés à des substances chimiques qui se seraient propagées à la suite de la destruction d'usines irakiennes, ainsi que le programme de vaccination mis en place par les Alliés pour protéger leurs troupes contre la menace d'armes biologiques, programme dont les conséquences ne devaient pas être minimisées. Chris se gratta le front. « Ils ont joué avec le feu », songea-t-il. Puis il pianota sur son clavier :

Aussi paradoxal que cela puisse paraître, le programme de vaccination est un facteur crédible d'un certain nombre de signes ou de symptômes dont se plaignent les militaires du Golfe. En effet, à côté des vaccinations usuelles, le programme américain intégrait des vaccinations contre le botulisme et l'anthrax, tandis que le programme anglais avait choisi de protéger ses troupes contre la peste et l'anthrax avec comme adjuvant un vaccin contre la coqueluche. Les vaccinations multiples pourraient induire des effets néfastes par le biais d'une réponse des cytokines de type Th2.

– Papa, tu viens ?

– J'arrive, mon petit !

Il sauvegarda les données qu'il venait d'introduire, se leva et alla retrouver son fils qui l'attendait sagement dans son lit.

– Papa, pourquoi maman elle est partie ?

– Parce qu'il y a les méchants, mon bébé.
– Les méchants, ils sont comme la sorcière ?
– Oui, si tu veux... Comme la sorcière.
– Toi, tu es plus fort que les méchants, n'est-ce pas ?
Que répondre à cette question ? Chris éteignit le plafonnier.
– Fais de doux rêves, mon amour...

8

Bijlmermeer, Pays-Bas

Chris Duval se débarrassa de son sac à dos. Il se dirigea vers la stèle qui se dressait devant lui, baissa la tête et se signa. Puis, relevant le menton, il se mit à lire les noms des quarante-trois victimes qui y étaient gravées. Il tressaillit : ce n'était pas la neige qui avait recouvert Bijlmermeer, ce quartier de la banlieue d'Amsterdam, qui le faisait frissonner, mais la crainte de voir les noms d'autres personnes s'ajouter à cette liste. Car depuis que le Boeing de la compagnie israélienne El Al s'était écrasé sur cet endroit, le dimanche 4 octobre 1992, le secret le plus absolu avait entouré les circonstances du drame, comme si on avait voulu cacher quelque chose, comme s'il ne s'agissait pas d'un accident, mais d'un crime. Quarante-huit heures après la catastrophe, Sandrine avait été dépêchée sur les lieux par le CNEC, le Centre national des études chimiques – où elle travaillait avant d'intégrer le P4 Jean-Mérieux de Lyon –, afin d'y mener une enquête épidémiologique. Le CNEC avait été alerté par la Fondation Laka, un centre de recherches et de documentation sur l'énergie nucléaire installé à Amsterdam, qui, au lendemain de la tragédie, avait relevé des émanations nauséeuses et repéré des hommes suspects, vêtus de combinaisons blanches, qui fouillaient le site dévasté. Plusieurs mois durant, Sandrine avait fait la navette entre Paris et Amsterdam pour enquêter sur les circonstances exactes du crash et, surtout, sur la cargaison de l'avion qui s'était écrasé. D'emblée, elle avait mesuré la difficulté de sa tâche : un black-out total entourait la tragédie.

« Pourquoi, mon Dieu, pourquoi ? » se répéta Chris en serrant les poings. Il s'assit sur le trottoir et sortit de son sac des documents retrouvés dans les affaires de Sandrine. Il y avait là un article, découpé dans *Le Figaro*, annonçant la catastrophe. Au milieu de la page, une photo terrible : une barre d'immeubles coupée en deux, un complexe littéralement broyé par ce monstre venu du ciel ; une épaisse fumée grise, pareille à un brouillard ; des hommes casqués fouillant les décombres... « L'édifice s'est effrité comme un biscuit, lui avait dit Sandrine en rentrant. Toute la région ressemble à un immense cimetière. Les ampoules des réverbères ont même fondu dans un rayon de plusieurs centaines de mètres ! » Rapidement, Chris parcourut le passage relatant les dernières secondes avant le crash :

À 18 h 28, le commandant Yitzhak Fuchs signale un incident à bord du Boeing 747 qui vient de décoller du tarmac de Schiphol. Le réacteur n° 3 tombe en panne en pleine poussée. La tour de contrôle conseille au pilote de revenir par la piste afin d'éviter de survoler des zones trop habitées. Six minutes plus tard, le réacteur n° 5 de l'aile droite s'arrête. Le système de fixation des moteurs a cédé. L'avion pique du nez. « Going down ! » *hurle le commandant. C'est son dernier message. Un déluge de feu s'abat sur Bijlmermeer.*

Il secoua la tête. La mort avait frappé des dizaines d'innocents et, contre elle, il ne pouvait rien. Mais ce qu'il n'admettait pas, c'était le mensonge des autorités néerlandaises qui avaient tenté de camoufler l'inacceptable. « L'appareil transportait du matériel électronique, du parfum et des fleurs », avait déclaré le ministre des Transports, Hanja Maij-Weggen. « Faux ! » avait répliqué Sandrine. Pour elle, il n'y avait pas de doute : l'avion transportait autre chose que des fleurs et des parfums. L'odeur qui régnait sur Groeneveen, mélange de kérosène et de plastique consumé, était intolérable. Le rideau de fumée âcre qui s'était abattu sur l'endroit picotait les yeux, les faisait larmoyer. Et le feu qui s'était déclaré au sol était blanc, alors que les feux sont généralement rouges. L'excès de zèle des forces de police qui avaient empêché d'observer le ramassage des débris de l'appareil, la disparition inexplicable de la boîte noire où se trouve l'enregistrement des conversations dans le cockpit, la présence suspecte d'hommes en blanc, encagoulés, vêtus de combinaisons spéciales et d'une casquette frappée du sigle « Nes Ziona », sans compter le vol, dans les archives de la police, de trente-deux cassettes vidéo retraçant les opérations de sauvetage, avaient fini par confirmer ses soupçons : *le vol LY 1862 à destination de Tel-Aviv n'était pas un vol ordinaire*.

Des années durant, Sandrine Duval avait enquêté. À ses collègues qui lui conseillaient d'abandonner la partie en arguant que « ça ne sert plus à rien », elle répondait toujours : « Des enfants auraient pu ne pas mourir. Le Boeing transportait des substances dangereuses : il n'avait pas le droit de survoler Amsterdam. Et ça, je le prouverai ! » Avec la complicité de journalistes du *NRC Handelsblat*, elle avait finalement réussi à se procurer une copie du bordereau de fret de l'appareil. En découvrant la nature d'une partie seulement de la cargaison, elle était restée sans voix : cent quatre-vingt-dix litres de diméthyl-méthylphosphonate, ou DMPP, un des composants du gaz mortel sarin ! Le DMPP était sorti des laboratoires de *Solkatronic Chemicals Inc.*, à Morrisville, en Pennsylvanie, et était destiné à l'*Israel Institute for Biological Research*, une usine israélienne située à Nes Ziona, à 18 kilomètres au sud-est de Tel-Aviv, où sont produits, pour le compte de Tsahal, des agents bactériologiques. Officiellement, cette usine secrète de Nes Ziona n'existait pas : elle ne figurait sur aucun plan. Mais comment la nier ? Fondée en 1952, placée sous le contrôle direct du Premier ministre israélien, elle fabriquait plus de quarante-trois types d'armements non conventionnels, des virus aux toxines de champignons en passant par les bactéries et les poisons synthétiques. D'après le quotidien israélien *Maariv*, quatre personnes auraient été tuées et vingt-cinq blessées dans des accidents de manipulation survenus à l'intérieur du site. En janvier 1983, son ancien directeur, un scientifique connu, Marcus

Klingberg, avait été arrêté par Israël pour espionnage au profit de l'URSS, jugé à huis clos, secrètement condamné à vingt ans d'enfermement et embastillé sous une fausse identité au pénitencier d'Ashkelon. Pendant dix ans, le mystère avait entouré sa disparition. En 1998, il avait été relâché pour être placé en résidence surveillée : à quatre-vingts ans, l'espion était devenu inoffensif ! Considérant cette usine comme la plus dangereuse institution du Moyen-Orient, le *Times* de Londres avait regretté, le 25 septembre 1998, qu'« Israël accuse sans cesse les Arabes de fabriquer des armes de destruction massive, sans jamais admettre qu'il possède lui-même des armes biologiques et chimiques et plus de deux cents têtes nucléaires », rappelant que l'État hébreu n'avait ni ratifié la convention internationale bannissant les armes chimiques ni adhéré au traité de non-prolifération nucléaire...

Poussant jusqu'au bout ses investigations, Sandrine Duval avait découvert que les documents concernant le fret étaient incomplets et falsifiés. La cargaison avait été classée en produits « dangereux » et « non dangereux ». Les 6 600 kilos de produits « dangereux » comprenaient des cosmétiques, de la colle, de la peinture, tandis que les 104 700 kilos de produits « non dangereux » comprenaient du matériel militaire. Entre le poids réel des « matériaux non dangereux » et l'addition faite selon la déclaration détaillée, il manquait... 20 tonnes ! Enfin, Sandrine avait émis l'hypothèse que le Boeing en question transportait aussi une quantité d'uranium appauvri, hypothèse que Chris s'était juré de vérifier...

N'y tenant plus, le journal néerlandais avait publié, le 2 octobre 1998, une partie des résultats de l'enquête menée par Sandrine, provoquant la colère de l'opinion publique contre les autorités néerlandaises et la formation d'une commission d'enquête parlementaire, baptisée Commission Meijer, chargée de répondre, entre autres, aux questions suivantes : Que s'est-il réellement passé ? Qu'en est-il des 20 tonnes de marchandises non identifiées qui se trouvaient à bord de l'avion ?

Duval rangea le journal et jeta un dernier regard sur la stèle. Avant de repartir pour l'Irak à la demande de l'ONU, il avait tenu à se rendre sur les lieux du crime élucidé par sa femme, en signe de fidélité au combat qu'elle avait mené. Un soupir lui échappa. Grâce à Sandrine, les langues s'étaient enfin déliées. Mais elle avait été liquidée. Parce qu'il y a des vérités qui ne sont pas bonnes à dire. Et que ceux qui les disent quand même en paient toujours le prix. « Des innocents continuent à mourir à Amsterdam à cause des substances chimiques et de l'uranium appauvri contenus dans l'avion d'El Al. Je crains une hécatombe ! » lui avait-elle confié peu avant de mourir. Devant la stèle, Chris fit le serment de prouver qu'elle avait raison.

9

New York

Meg appela sur son téléphone mobile son assistant à l'université de Maryland et lui demanda de la remplacer pour le cours de dix heures. « Ma mère est à l'hôpital », dit-elle en guise d'excuse. Elle gara sa voiture et poussa la porte du *Harry's*, le restaurant que l'agent Callaghan lui avait indiqué.

– Mademoiselle Jordan ! Ravi de faire votre connaissance !

Un homme trapu, au visage émacié et aux cheveux blancs soigneusement plaqués sur son crâne, s'avança vers Meg et lui serra la main. Il avait la poignée rapide et vigoureuse.

– Je suis l'agent O'Connor, du *Counter Terrorism Center* qui fait partie de la CIA. Callaghan m'a beaucoup parlé de vous !

– En bien, j'espère ! murmura Meg en rougissant.

– Il m'a dit que vos cours sont passionnants, que vous êtes charmante, mais...

– Mais ? fit la jeune femme en levant les sourcils.

– Mais que vous êtes une femme de caractère !

– Ce n'est pas un défaut, c'est une qualité ! nuança Callaghan en s'avançant à son tour pour saluer Meg.

– Toujours aussi galant, l'agent Callaghan ! lui dit-elle tandis qu'il lui baisait la main.

À cette heure-ci de la journée, le restaurant était désert. Ils choisirent un coin au hasard et s'attablèrent. Le serveur accourut, prit la commande et revint cinq minutes plus tard avec trois tasses de thé qu'il posa d'une main fébrile sur la nappe à carreaux. Quand il fut parti, l'agent O'Connor s'éclaircit la gorge, puis, s'adressant à Meg, lui déclara sur le ton de la confidence :

– Nous savons que vous êtes l'une des meilleures chercheuses dans le domaine des toxines et de la pathogénie bactérienne, et spécialement dans tout ce qui a trait à l'anthrax, le bacille du charbon... Or, il se trouve que nous disposons d'informations sérieuses faisant état de l'emploi de l'anthrax par les biologistes irakiens pour fabriquer des armes bactériologiques très dangereuses !

Meg fronça les sourcils.

– Le procédé n'est pas nouveau, observa-t-elle. Pendant la Seconde Guerre mondiale, les Anglais ont testé l'anthrax sur la petite île de Gruinard sur la côte ouest de l'Écosse. La bactérie du charbon, sous sa forme sporulée, fut dispersée sur l'îlot, tuant un troupeau de moutons. Le résultat fut si catastrophique pour l'environnement et la bactérie tellement résistante qu'il fallut lancer, quarante ans plus tard, en 1986, un programme massif de décontamination à base de formaldéhyde dilué dans des tonnes d'eau de mer. En 1990 et en 1993, la secte Aum a essayé d'utiliser l'anthrax à des fins criminelles, mais ses tentatives ont toutes échoué. Enfin, il y a vingt-trois ans, à Sverdlovsk, dans l'Oural, les chercheurs de l'Union soviétique avaient découvert une souche extrêmement virulente, baptisée « Anthrax 836 », dans le cadre d'un programme d'armement bactériologique appelé *Biopreparat*. Un accident dans l'usine avait provoqué la mort de plusieurs centaines de personnes. Cette catastrophe avait été soigneusement maquillée par le KGB qui avait fait croire à une « épidémie naturelle » due à de la viande avariée, délivré de faux certificats de décès et éliminé les corps des victimes...

O'Connor relâcha le nœud de sa cravate et reprit :

– Depuis 1974, les dirigeants irakiens rêvent d'un arsenal bactériologique. Ils ont chargé les meilleurs spécialistes du pays, tous formés dans des universités occidentales, d'explorer les possibilités d'une douzaine d'armes biologiques, provoquant gangrène, conjonctivite, troubles respiratoires et hémorragies...

– Mais il y a eu la guerre du Golfe, répliqua Meg. Le potentiel militaire de l'Irak a été anéanti !

– Détrompez-vous, mademoiselle Jordan ! L'Irak continue de cacher un certain nombre d'ADM et conserve les moyens de reprendre rapidement la production de ce genre d'armes. Il a d'ailleurs prouvé, par le passé, qu'il ne reculerait pas devant l'emploi d'armes bactériologiques : il les a déjà utilisées contre l'Iran et contre les rebelles kurdes ! Conclusion : à tout moment, une catastrophe plus meurtrière encore que celle du WTC peut être provoquée par une attaque bactériologique menée par Saddam Hussein ou Oussama Ben Laden.

– En quoi puis-je vous être utile ? demanda Meg en croisant les jambes.

– L'un de nos meilleurs agents parmi les inspecteurs de l'ONU a été déclaré *persona non grata* par les autorités irakiennes qui l'ont ouvertement accusé d'espionnage. Nous avons pensé à vous pour le remplacer, sachant que vos connaissances en matière de bactériologie nous seront d'un grand secours. Pouvons-nous compter sur vous ?

Meg porta la tasse à ses lèvres, but une gorgée de thé, puis déclara sur un ton déterminé :

– J'ai déjà donné mon accord à l'agent Callaghan. Je n'ai qu'une parole !

***

Meg déposa un bouquet de fleurs devant Union Square, en plein cœur de Manhattan, au pied de la statue de George Washington couverte de bannières étoilées. Bougies et photos des disparus du 11 septembre avaient envahi cet endroit transformé en lieu de pèlerinage. Elle récita une prière et se signa.

Sans plus tarder, la jeune femme gagna la First Avenue où se trouvait le siège de l'Organisation des Nations unies. L'immeuble ressemblait à un immense livre fermé. Le long de l'avenue, accrochés à de longues hampes métalliques, les drapeaux de tous les pays membres de l'ONU claquaient au vent. Le nez en l'air, Meg les passa en revue : ils étaient classés par ordre alphabétique, du drapeau de l'Afghanistan – nouvelle cible de l'armada américaine – planté sur la 48e rue, à celui du Zimbabwe, situé sur la 42e. Elle longea la bibliothèque Dag Hammarskjöld, puis pénétra dans l'immeuble du Secrétariat général, haut de trente-neuf étages. Dans le hall d'entrée, son regard s'attarda sur une boule dorée suspendue au plafond. « Le pendule de Foucault ! » se dit-elle en souriant. Elle enregistra son nom à l'accueil, prit un ascenseur et appuya sur le bouton « 30 ».

La salle de conférences était une vaste pièce dépourvue de fenêtres, à peine éclairée par un lampadaire en forme de chandelier. Les sièges étaient tapissés d'un bleu vif qui contrastait avec le gris de la moquette.

– Bienvenue au « bunker » ! s'exclama O'Connor en l'accueillant. Je vous présente le docteur Ed Hamilton, un ex-membre de l'UNSCOM !

Le docteur Hamilton avait la quarantaine. Une barbe rousse, mal taillée, lui dévorait les joues jusqu'aux pommettes. Meg le salua et prit un siège.

– Pourriez-vous préciser à mademoiselle Jordan quelles sont les armes que développent les Irakiens ? demanda O'Connor.

Ed Hamilton se carra dans son fauteuil, croisa les doigts sur son ventre rebondi, et commença son exposé :

– Nous n'avons aucune certitude. Mais nous avons recueilli un certain nombre d'indices attestant que l'Irak produit le bacille botulique qui, comme vous le savez, sécrète une toxine provoquant une paralysie musculaire pouvant entraîner la mort, et qu'il n'a jamais cessé de produire de l'anthrax, dont vous connaissez les effets mieux que quiconque !

Il toussa dans son poing, puis sortit de la poche de sa veste un papier qu'il tendit à Meg.

– En mettant de l'ordre dans mes archives, je suis tombé sur ça.

– Qu'est-ce que c'est ?

– La liste des participants à un congrès international sur l'anthrax qui s'est déroulé à Winchester. Y étiez-vous ?

– À l'époque, je ne m'intéressais pas encore au bacille du charbon, expliqua Meg. Je travaillais sur les neurotoxiques comme le tabun, le sarin, le soman et le VX...

– Sur la liste que vous avez entre les mains figurent les noms de deux chercheurs irakiens qui se présentaient à l'époque comme des scientifiques intéressés par l'épidémiologie du charbon en relation avec des problèmes observés sur le terrain dans leur pays. Or, lors des enquêtes effectuées par l'UNSCOM en Irak, j'ai demandé à rencontrer ces deux chercheurs. Les autorités irakiennes m'ont répondu qu'il n'y a jamais eu de chercheurs portant ces noms-là. Pourquoi m'a-t-on menti ? Par la suite, j'ai eu vent d'une commande de souches de charbon faite par l'Irak à un laboratoire situé dans la région de Rockville. Cette commande a confirmé mes soupçons...

– Vous voulez dire que les chercheurs présents à Winchester étaient des espions ? demanda Meg en fronçant les sourcils.

Ils étaient certainement là pour se tenir au courant des données les plus récentes sur l'anthrax et ses propriétés de virulence !

Ed Hamilton se caressa la barbe un moment, puis ajouta :

– Ce ne sont, bien sûr, que des indices. À vous de jouer pour les coincer !

D'un hochement de tête, O'Connor remercia le docteur Hamilton qui salua et prit congé. Il ouvrit la boîte de *Romeo y Julieta* posée devant lui. Le churchill qu'il choisit était drapé dans une feuille de cèdre retenue par une bague verte. Il en trancha la tête avec un coupe-cigare doré, puis l'alluma avec application en soufflant des jets de fumée.

– Ce que nous vous demandons, mademoiselle Jordan, enchaîna-t-il, c'est d'aider l'équipe des inspecteurs imposée par l'ONU à l'Irak. Vous avez le profil idéal pour enquêter sur le terrain sans éveiller les soupçons. Le docteur Hamilton est, comme on dit dans notre jargon, un agent « grillé ». Sa curiosité l'a rendu indésirable en Irak où il était constamment surveillé par une douzaine de sbires armés jusqu'aux dents.

– Que dois-je faire au juste ?

– Oh, rien de bien compliqué ! fit O'Connor en tirant sur son cigare. Accompagner les autres experts de l'ONU et essayer de « flairer » la présence d'anthrax ou d'autres agents bactériologiques dans les sites que vous aurez à contrôler... Un de nos hommes s'efforcera de vous transmettre les informations qu'il aura glanées de son côté. Il s'agit d'un informaticien libanais, un certain Rachid Habib. Nos agents le forment à Amman en attendant le jour « J » !

Meg lâcha un soupir.

– Que leur dirai-je à l'université pour justifier mon absence ? demanda-t-elle en croisant les bras.

L'agent de la CIA fit passer son churchill à l'extrémité opposée de sa bouche et dit en serrant les dents :

– Nous nous occuperons de tout. Ne vous en faites pas !

L'Irak ! Qu'allait-elle faire là-bas ? Elle s'embarquait dans une aventure aux implications considérables, elle allait courir des risques fous, jouer au plus fin avec des êtres sans scrupules... Mais elle n'était pas femme à se laisser intimider.

10

Rockville, Maryland

La Chrysler noire de Callaghan quadrilla un moment les rues de Rockville, dans le Maryland. Lorsqu'il eut trouvé l'adresse qu'il cherchait, l'agent de la CIA se gara sur le côté.

– C'est ici, annonça-t-il.

– Où sommes-nous ? demanda Meg.

– Voici l'*American Type Culture Collection.*

Meg hocha la tête. Elle avait correspondu par Internet avec les chercheurs de ce laboratoire fondé en 1925 et connu sous le sigle « ATCC ».

Callaghan mit pied à terre, contourna le véhicule et lui ouvrit la portière. « Toujours aussi galant », pensa Meg en le gratifiant d'un sourire entendu. Ils se dirigèrent vers l'entrée du centre, un bâtiment de deux étages peint en blanc.

– Interdit d'aller plus loin ! s'écria un gardien en uniforme en bloquant la porte de toute la masse de son corps.

Pour toute réponse, Callaghan exhiba son badge. Le gardien baissa la tête et se confondit en excuses.

Averti de l'arrivée de ses deux visiteurs, le directeur de l'ATCC, le docteur Calvin Kelly, les reçut dans son cabinet de travail, une vaste pièce ornée d'aquarelles et de diplômes encadrés. Âgé d'une soixantaine d'années, il dissimulait sa calvitie sous une perruque grise dont les extrémités, au niveau de la tempe, étaient décollées, et portait une blouse dont la blancheur avait viré au jaune.

– Vous n'ignorez pas l'objet de notre visite, commença Callaghan.

– En effet, avoua le directeur en s'enfonçant dans son fauteuil. Vos supérieurs m'ont déjà prévenu que vous nous feriez l'honneur de...

– Nous aimerions savoir, coupa l'agent de la CIA, dans quelles circonstances vous avez vendu de l'anthrax à l'Irak ?

Visiblement embarrassé, Calvin Kelly se mit à caresser du bout des doigts le baromètre anéroïde en laiton qui trônait sur son bureau d'acajou, puis il répondit d'une voix mal assurée :

– Nous n'étions pas encore en guerre contre l'Irak. Et nous ne savions pas à quel usage il était destiné !

– Raison de plus pour ne pas leur en vendre ! observa Meg.

– Vous savez aussi bien que moi que dans le domaine de la recherche, les scientifiques sont habitués à travailler à l'échelle planétaire. Votre propre labo et le nôtre sont constamment connectés sur Internet. Les centres du monde entier échangent du matériel et des données qui...

– Même l'Irak ? objecta Callaghan.

– À un haut niveau de spécialisation, répliqua Kelly, il est impossible de s'enfermer dans les étroites limites des frontières politiques. À l'époque de notre collaboration avec l'Irak, dans les années 80, ce pays comptait des biologistes, des médecins et des vétérinaires très qualifiés qui avaient besoin de matériel pour travailler à des fins civiles...

– Vous auriez pu soupçonner qu'elles seraient détournées de leur usage de recherche pour servir à des fins militaires ! L'institut britannique *Porten Down* à Salisbury a été plusieurs fois sollicité par des chercheurs irakiens, en 1988 notamment, mais il a toujours refusé de leur envoyer de l'anthrax.

– Oui, mais l'Institut Pasteur en France n'a pas hésité à vendre des souches de bacille de charbon à l'Irak.

Meg tomba des nues. L'Institut Pasteur ! Elle consulta l'agent Callaghan du regard. Il hocha la tête pour lui confirmer ces informations.

– Les CIP, ou Collections de l'Institut Pasteur, répertorient les souches de référence, enchaîna Kelly. L'Institut est, par vocation, appelé à répondre aux demandes dûment formulées par des centres de recherche français ou étrangers.

– Ce que vous dites est exact, déclara Callaghan. Mais il existe une différence de taille entre votre envoi et celui de l'Institut Pasteur. Je l'ai réalisé l'autre jour en suivant le cours de mademoiselle Jordan à l'université de Maryland.

Calvin Kelly feignit la surprise.

– Les souches envoyées par l'Institut Pasteur en 1986 ou en 1987 sont des souches Sterne de bacille du charbon, autrement dit...

– ... des souches vivantes, atténuées, non pathogènes, acheva Meg.

– En revanche, poursuivit Callaghan, d'après nos informations, votre envoi portait sur trois souches...

– ... « *vollum* » ? demanda la jeune femme en écarquillant les yeux.

– Tout à fait : trois souches *vollum* de bacille de charbon virulentes.

Horrifiée, Meg leva les bras au ciel. Comment un institut aussi important que l'ATCC avait-il pu répondre favorablement à une demande irakienne relative à des souches pathogènes ?

Calvin Kelly sortit un mouchoir de sa poche et se tamponna le front.

– Notre stock provient principalement de Fort Detrick qui abrite l'USAMRIID, le *Medical Research Institute for Infections Diseases*, un centre de recherches bactériologiques dirigé par l'armée américaine.

– Ce n'est pas une excuse ! observa Callaghan.

– Je vous répète que nous ne pouvions pas savoir ! reprit Kelly en haussant les épaules.

– Ce qui, de surcroît, préoccupe nos services, c'est que le siège américain du Ben Laden Group, le groupe familial d'Oussama Ben Laden, l'un des plus grands conglomérats d'Arabie saoudite, se trouve ici même, à Rockville. Ce groupe a remporté les contrats de construction de bases militaires américaines dans le royaume saoudien et ceux d'une station de communication satellitaire par iridium. Il n'est pas exclu que votre Centre soit espionné par les agents de ce groupe...

Callaghan se leva, fit quelques pas dans la pièce,

puis demanda, en pointant l'index sur son interlocuteur :

– Avez-vous rencontré celui ou celle qui vous a commandé l'anthrax ?

– Non. Les commandes des laboratoires étrangers se font en général par correspondance. Dès réception de la somme de 78 dollars, nous envoyons par avion les souches commandées, sous forme lyophylisée, dans des ampoules scellées et contenues dans une boîte hermétique. Croyez-moi, nous n'avons eu aucun contact direct avec des scientifiques irakiens...

– Pouvez-vous nous retrouver l'adresse à laquelle vous avez envoyé les souches demandées ?

Le professeur Kelly eut un hochement de tête affirmatif. Il prit le téléphone, composa un numéro et demanda à son assistante de lui transmettre le dossier « X 976 ». L'attente dura une dizaine de minutes pendant lesquelles un silence lourd régna sur la pièce. Une jeune fille aux cheveux platinés fit enfin irruption dans la salle, un dossier vert sous le bras. Elle salua furtivement et posa le document sur le bureau de son patron.

– Voici l'adresse, dit le directeur de l'ATCC en tendant à Callaghan un petit papier trouvé à l'intérieur du dossier.

L'agent de la CIA prit la feuille et lut à voix haute :

Université de Bagdad
Dr Leyla Husni
Bagdad – Irak

– C’est bien ce que je pensais ! maugréa-t-il en secouant la tête.

– Qui est cette Leyla Husni ? demanda Meg, intriguée.

Callaghan dénoua sa cravate et lâcha d’une voix grave :

– On la surnomme « Lady Virus » !

11

Amman, Jordanie

– Et voici la photo de Leyla Husni !

Une image en couleurs s'afficha sur le mur. Elle représentait une femme très brune, au teint cuivré, au nez légèrement aquilin, aux grands yeux noirs coupés en amande, vêtue d'un chemisier fleuri. « Pas mal ! » songea Rachid en se caressant le menton. Assis depuis trois heures sur cette chaise inconfortable, il avait vu défiler des photos de bacilles, de bactéries, d'individus contaminés et défigurés... L'aspect plaisant de cette femme au visage souriant ne pouvait que le réjouir.

Depuis une semaine, il était enfermé dans cet hôtel de Amman : on lui bourrait le crâne de toutes sortes d'informations relatives à la mission qu'on lui avait confiée. Au départ, il avait hésité, jugeant que ce qu'on lui demandait était trop risqué et qu'il trahissait la cause arabe en jouant le jeu des Américains. « Deux cent mille dollars », avait proposé Ferguson – il connaissait à présent le nom du fonctionnaire de l'ambassade des États-Unis à Aoukar. Rachid en avait eu le souffle coupé. « Deux cent mille dollars ! » Il avait fait un rapide calcul : pour gagner cette somme dans la boîte qui l'employait, il lui fallait travailler cinq cents mois, soit plus de quarante ans d'affilée. « Deux cent mille dollars ! » Avec ce montant, il pouvait enfin espérer épouser la femme de ses rêves et trouver un petit appartement meublé. Plus question d'une quatrième fiancée qui disparaît dans la nature parce qu'il n'a pas les moyens de lui assurer une vie décente.

– Ne vous fiez pas aux apparences ! marmonna Ferguson en pointant son crayon sur la photo de la jeune femme. Cette créature est dangereuse. À l'ONU, on l'appelle *« Doctor Germ »* : « Docteur microbe ». À la CIA, nous l'avons baptisée « Lady Virus ». Cette biologiste de quarante-deux ans a été formée en Grande-Bretagne. D'après nos renseignements, la reprise du programme irakien d'armes bactériologiques, abandonné un moment, coïncide avec son retour en Irak en 1985, après la fin de ses études en Angleterre sur les bactéries pathogènes. C'est elle qui dirige la production d'armes bactériologiques en Irak.

Rachid émit un sifflement. Il leva le doigt pour poser une question. Mais Ferguson poursuivit :

– Elle était le cauchemar des inspecteurs de l'UNSCOM chargés par l'ONU de supprimer les armes de destruction massive en Irak. Tous les rapports la considèrent, je cite, comme une « fieffée menteuse ».

– Qu'est-ce qui prouve qu'elle ment ? demanda Rachid.

L'Américain ne répondit pas. Il alluma le téléviseur qui se trouvait à côté de lui et pressa deux boutons de la télécommande posée sur le poste. Le magnétoscope ronronna et se mit en marche. Les yeux de Rachid s'agrandirent d'effroi : des images insoutenables de rats, de souris, mais aussi de singes, de chiens et d'ânes agonisant dans des cages défilèrent sur l'écran.

– Ces cassettes vidéo ont été saisies à Bagdad par les experts de l'ONU. Elles confirment que des expériences continuent d'être faites sur les animaux pour tester leur résistance aux bactéries et aux agressifs chimiques.

– C'est dégueulasse, marmonna Rachid. C'est à faire vomir. Pauvres bêtes !

– L'Irak ne recule devant rien, dit l'Américain en le regardant par-dessus ses lunettes. En mars 1988, la population du village kurde de Hallabja a été exterminée à l'arme chimique. Plus de cinq mille morts jonchaient les rues, complètement défigurés. Vous voulez voir les photos ?

– Non, non ! J'en ai assez vu ! fit Rachid en levant les bras au ciel.

Ferguson éteignit le poste de télévision et se pencha sur Rachid. Il darda son regard dans les yeux du Libanais.

– Votre mission est claire : espionner Lady Virus pour nous aider à la coincer. Vous parlez l'arabe, vous connaissez bien l'Irak, vous serez à l'aise. Votre connaissance de l'informatique nous sera d'un grand secours : vous nous enverrez des messages par satellite pour nous transmettre les renseignements que vous aurez réunis.

– Si on découvre que je suis un espion, je suis un homme mort ! objecta Rachid.

Comment en douter ? Il ne pouvait effacer de sa mémoire le souvenir de ce journaliste de *The Observer*, Farzad Bazoft, pendu par les Irakiens en mars 1990 pour avoir enquêté sur une explosion survenue en septembre 1989 dans une usine d'armes chimiques au sud de Bagdad. L'explosion avait coûté la vie à plus de 700 personnes.

– Si vous échouez dans votre mission, rectifia Ferguson, et si les inspecteurs de l'ONU ne réussissent pas à percer le mystère des armes biologiques et chimiques, ce sera la guerre. Et peut-être même...

Il marqua une courte pause, puis lâcha d'une voix d'oracle :

– La Troisième Guerre mondiale !

***

Profitant du répit qui lui avait été accordé, Rachid prit un taxi pour Petra, joyau du royaume hachémite de Jordanie. Il admira *El Khazneh*, un tombeau colossal taillé dans le grès, avec une façade rose richement ornée de colonnes, de reliefs et de statues. Il circula un moment dans le labyrinthe du site formé de gorges et de falaises ruiniformes. Puis il s'acheta une limonade et remonta dans le taxi. Ce dépaysement lui avait fait du bien. Aller à la rencontre de l'histoire, s'imprégner des vestiges du passé... rien de tel pour oublier qu'à quelques lieues de là une nouvelle guerre risquait d'éclater.

Le chauffeur de taxi était bavard.

– Vous êtes libanais, hein ? demanda-t-il.

– Oui, je fais du tourisme dans votre beau pays.

– Vous avez mal choisi le moment, répliqua le chauffeur. La région est en ébullition. Les États-Unis peuvent frapper l'Irak à tout moment...

– Que pensez-vous de Saddam ?

– Un véritable héros ! s'exclama-t-il avec enthousiasme. Il est la conscience des Arabes !

– Mais tous ne le soutiennent pas.

– Ils ont tort. Saddam est un grand leader. Les Américains affament son peuple. La seule chose qui les intéresse, c'est le pétrole. Je suis allé l'autre jour à Bagdad : des dizaines de gosses meurent chaque jour. L'embargo imposé par l'ONU a déjà causé la mort d'un million de personnes !

Rachid n'insista pas. Il se mit à feuilleter machinalement le numéro de *Femme* que sa mère lui avait glissé dans son sac de voyage au moment de lui dire adieu. Il esquissa un sourire : il s'agissait d'un « Spécial Mariage ». Le geste de sa mère n'était pas innocent. L'éditorialiste du magazine n'y allait pas de main morte :

Malgré les fortes turbulences auxquelles elle se trouve confrontée, en dépit des fréquentes remises en question dont elle fait l'objet dans nos sociétés, l'institution du mariage reste à la mode. Nombreux sont les jeunes qui continuent à croire en cette douce et caressante union des corps, des cœurs et des esprits...

Rachid haussa les épaules et ricana. Le chauffeur leva les yeux et le regarda dans le rétroviseur.

– Vous croyez au mariage, vous ? demanda Rachid.

– Je ne suis pas fou ! répliqua le chauffeur. Comme dit un proverbe de chez nous : « Même l'épée s'émousserait si elle se mariait... »

Le jeune homme hocha la tête en signe d'approbation et poursuivit sa lecture. À la page 150, un article attira son attention. Il s'intitulait : « Soignez votre poitrine » et classait les seins en trois catégories : « Pomme, poire et citron. » Cette classification édifiante le laissa songeur jusqu'à la fin du voyage.

À l'hôtel, Rachid fit un petit somme. Une demi-heure plus tard, il retrouva Ferguson dans une villa discrète de Jabal Amman.

– Voici votre outil le plus précieux, lui dit l'Américain en l'accueillant.

– Qu'est-ce que c'est ?

Ferguson caressa la mallette noire qui était posée devant lui.

– Dans cette mallette étanche se trouve le ECI Netlink, annonça-t-il en l'ouvrant. Il s'agit d'un téléphone mobile relié à un ordinateur portable, et d'une antenne plate formée de deux panneaux assemblables. Avec ce système qui utilise le réseau INMARSAT, vous pouvez échanger des données par satellite, à 64 Kbits/s, dans n'importe quel endroit du monde, notamment dans les pays où les communications terrestres sont inexistantes ou défaillantes.

Il ajusta ses lunettes, puis ajouta en levant l'index :

– Pour prévenir toute interception, les informations que vous nous enverrez seront codées grâce à un logiciel de cryptage. À la réception, elles sont automatiquement décodées par nos soins. Vous serez en contact permanent avec le QG de l'UNSCOM et avec l'une de nos agentes que vous aurez sans doute l'occasion de rencontrer sur place...

Rachid prit l'appareil et l'examina religieusement.

– Vous disposerez d'un mot de passe de protection pour avoir accès au réseau, reprit Ferguson. Si trois erreurs surviennent dans la formulation du mot de passe, l'accès au réseau deviendra impossible !

– J'ai intérêt à ne pas l'oublier ! fit Rachid en se frappant le front avec l'index.

Le lendemain, à trois heures du matin, un taxi passa prendre Rachid à son hôtel. Le chauffeur, un homme aux moustaches conquérantes, au ventre énorme et au cou massif, travaillait pour le compte de la CIA et faisait chaque jour la navette entre l'Irak et la Jordanie. Son nom de guerre était « Bull », ce qui, au vu de son physique, n'était pas injustifié.

Le véhicule prit le chemin de Bagdad. Il fit halte à Qasr el-Azraq – là où le fameux Lawrence d'Arabie avait établi son quartier général en 1917-1918 pendant la révolte arabe contre les Ottomans – pour permettre à ses occupants de se désaltérer dans l'oasis. Rachid admira la beauté de cet îlot féerique peuplé de chameaux, de flamants roses et de pélicans. Un bédouin vêtu d'une *djellaba* et coiffé d'un *keffieh* blanc à damier rouge l'invita à partager son repas et lui offrit du café parfumé à la cardamome.

Le taxi reprit la route. À perte de vue, se déployait un océan de sable dont la couleur virait du jaune à l'orange, et de l'orange au rouge, à mesure que le soleil déclinait. Rachid écarquilla les yeux. Habitué à voyager en avion, il n'avait jamais parcouru le désert. Malgré la chaleur ambiante, cette étendue sablonneuse sur laquelle planait un silence de cathédrale lui procurait une étrange sensation de sérénité.

Arrivé à Jawa, le taxi bifurqua à droite et s'engagea sur la piste menant à Rouweiched.

– La frontière de l'Irak commence ici, n'est-ce pas ? demanda Rachid.

– La frontière a reculé, répondit le chauffeur. Pour remercier la Jordanie de l'avoir soutenu pendant la guerre du Golfe de 1991, l'Irak lui a cédé un territoire de 80 kilomètres de large.

Rachid haussa les épaules. « De toute façon, c'est le désert ! se dit-il. Quelques kilomètres de plus ou de moins, ce n'est pas vraiment un cadeau... »

– Halte !

Un barrage irakien coupait la route à proximité d'un complexe connu sous le nom de « Kadissiya ». Le factionnaire quitta sa guérite et se pencha pour examiner l'intérieur du taxi.

– Vous êtes étranger ? demanda-t-il à Rachid.

– Je suis libanais, répondit l'informaticien en exhibant son passeport. Ma mère est irakienne. Je viens rendre visite à ma grand-mère qui est mourante.

Le factionnaire prit le passeport, le feuilleta avec attention, puis le rendit au jeune homme.

– Où habite ta grand-mère ?

– À Kamara, dans Bagdad.

– Nous pouvons fermer les frontières à tout moment, avertit l'Irakien. Vous risquez d'être bloqué longtemps chez votre grand-mère... Je vous aurai prévenu.

– Merci du conseil ! fit Rachid en esquissant un sourire contraint.

Le chauffeur acheva les formalités d'usage, salua le factionnaire et prit l'autoroute qui mène à Bagdad.

12

Bagdad

La capitale irakienne avait changé. À chaque carrefour, dans chaque rue, sur le toit de chaque immeuble, des militaires sur le qui-vive. Çà et là, des chars surmontés de canons de DCA, des mitrailleuses pointées en direction du ciel. Des portraits aux proportions démesurées ornaient les artères principales de Bagdad : tous représentaient le « raïs » Saddam Hussein, revolver sur la hanche, la main droite levée comme s'il bénissait ses sujets. Une odeur pestilentielle régnait, une odeur d'égouts, de pourriture et de détritus. Par la fenêtre du taxi, Rachid promena son regard sur les visages des piétons. Malgré les dangers qui les guettaient, malgré l'embargo et la pénurie, ils affichaient des mines radieuses. Était-ce une fausse impression ? Était-ce un masque sous lequel ils cachaient leur angoisse et leur révolte ?

– *Wassalna !* annonça le chauffeur.

Rachid sursauta. Déjà ! Absorbé par le spectacle de cette ville transformée en blockhaus, il ne s'était pas aperçu qu'il était parvenu à destination... Il remercia « Bull », récupéra ses bagages et frappa à la porte de la maison de sa grand-mère. Deux minutes s'écoulèrent. « Il y a quelqu'un ? » cria-t-il, les mains en porte-voix. Enfin, des pas se firent entendre à l'intérieur.

– Vous désirez ?

Rachid eut un haut-le-corps. La personne qui lui avait ouvert la porte n'était pas sa grand-mère, mais une jeune fille aux longs cheveux noirs tressés en nattes, aux yeux de braise et aux lèvres charnues.

– Téta est là ? demanda-t-il, employant le terme affectueux par lequel les Arabes désignent leur grand-mère.

– Qui êtes-vous ? demanda-t-elle en fronçant les sourcils.

– Rachid.

– Rachid !

La jeune fille se jeta sur lui et noua ses bras autour de son cou.

– Tu ne me reconnais pas ? dit-elle en s'esclaffant.

– Non.

– Je suis Souraya, ta cousine !

Souraya ! Rachid se frappa le front. Comment l'aurait-il reconnue ? La dernière fois qu'il l'avait vue, elle était haute comme trois pommes et jouait à la poupée.

– Comme tu es belle ! s'exclama-t-il. Tu as tellement changé !

La jeune fille virevolta sur elle-même. Sa jupe rouge se souleva, dévoilant ses jambes bien galbées.

– J'ai grandi, hein ?

– Ma parole ! Tu es devenue une femme !

Elle s'approcha de lui et se pencha pour prendre

les bagages. L'échancrure de son corsage révéla à Rachid une paire de seins aux globes parfaits.

– Comment va grand-mère ? demanda-t-il d'une voix altérée.

– Elle va mal, répondit Souraya en grimaçant. Elle souffre d'une forte bronchite, et les médicaments manquent cruellement.

– Vous ne trouvez pas de médicaments pour guérir les bronchites ?

– Rien, Rachid, rien de rien ! Sur les étagères des pharmacies, il n'y a que des boîtes vides !

Le jeune homme gagna la chambre de sa grand-mère.

– Qui est-ce ? demanda-t-elle d'une voix chevrotante.

– C'est Rachid, Téta, dit Souraya en lui caressant le front. Ton petit-fils Rachid. Il est venu spécialement de Beyrouth pour te rendre visite.

– Rachid ! articula la vieille femme. Tu m'as manqué, mon petit. Comment va ta mère ?

– Elle t'embrasse très fort. Elle a promis de venir te voir bientôt.

– Si je suis encore en vie ! soupira-t-elle en fermant les paupières.

– Ne t'en fais pas, Téta, murmura Rachid. Tu t'en sortiras. Je t'obtiendrai le médicament qui te manque, tu verras !

Elle lui prit la main et la porta à ses lèvres.

– Nous allons te laisser dormir, Téta, déclara Souraya en tirant les rideaux. Rachid et moi allons faire un tour en ville.

– Ne tardez pas, bredouilla la vieille femme. Quand je suis seule, je pense à la mort.

Les deux cousins sortirent dans la rue. Une chaleur accablante régnait sur la ville. Ils se promenèrent en devisant le long des trottoirs envahis par les mauvaises herbes. Derrière l'autopont qui dissimulait le bidonville de Nahta, des enfants dépenaillés jouaient au milieu des immondices. Une odeur nauséabonde se dégageait.

– Ce sont les égouts, expliqua Souraya. Depuis le début de l'embargo, ils ne sont plus réparés : les pièces détachées nécessaires ne sont plus disponibles sur le marché.

Elle lui raconta la vie quotidienne des Irakiens. Elle lui assura que malgré le blocus dont ils souffraient, les gens n'avaient rien perdu de leur détermination.

– La guerre, l'embargo, les privations ont fait la part belle à l'intégrisme, lui confia-t-elle à mi-voix. De plus en plus de femmes se voilent ; les mosquées sont bondées. La religion est devenue le refuge d'une population désemparée... Saddam Hussein lui-même a décidé d'inscrire « *Allah Akbar* » (« Dieu est grand ») sur le drapeau et a interdit la consommation d'alcool dans les lieux publics.

– Et toi ? Qu'est-ce que tu fais ? Tu étudies ? demanda Rachid.

Souraya éclata de rire.

– Je cueille des roses...

Rachid secoua la tête. « Cueilleur de rose » – C'était le surnom dont on affublait les paresseux.

– Tu as quitté l'école ?

– À quoi bon étudier ? Que veux-tu que je fasse dans un pays qui connaît guerre après guerre ? Il n'y a pas d'avenir pour les jeunes. Tu sais, les enfants prennent le bus chaque jour pour aller s'initier au maniement des armes dans un camp d'entraînement. La guerre, c'est tout ce qu'on leur apprend !

Elle marqua une pause puis enchaîna :

– Ma voisine est institutrice à l'école Nabuchodonosor de Bagdad. Avant la guerre, elle donnait des cours avec support vidéo. Aujourd'hui, elle ne gagne plus que deux dollars par mois. Faute de bancs et de pupitres, les rares élèves qui fréquentent encore l'établissement s'assoient par terre. Elle n'a ni livres, ni matériel vidéo. Elle est vraiment dégoûtée.

Souraya marqua un temps d'arrêt, comme si elle réfléchissait.

– Tu accepterais de m'emmener au Liban ? demanda-t-elle en rougissant.

Rachid sourit. Il était prêt à aider sa cousine : elle semblait avoir bon caractère et, détail non négligeable, elle était d'une grande beauté. Hélas, il ne pouvait rien lui promettre avant d'avoir achevé la mission qui l'avait conduit à Bagdad.

– Alors ? répéta Souraya en lui pinçant le bras. Tu m'emmèneras à Beyrouth ?

– J'ai deux ou trois choses à terminer ici. Ensuite, je t'emmènerai où tu voudras !

Souraya poussa un cri de joie et serra Rachid contre sa poitrine. Peu habitués à de telles effusions en pleine rue, les piétons qui passaient par là les foudroyèrent du regard.

•

La pharmacie était assaillie par une dizaine de femmes voilées qui brandissaient des ordonnances en criant à qui mieux mieux. Jouant des coudes, Rachid et Souraya se frayèrent un passage jusqu'à la caisse et demandèrent le médicament que le médecin avait prescrit à leur grand-mère.

– Il n'existe plus en ville, répondit le pharmacien.

– Vous n'avez pas d'équivalent ? Un autre produit ayant le même effet ? demanda Rachid.

– Je regrette, monsieur. Nous n'avons plus rien. Retournez chez le médecin : demandez-lui de rectifier l'ordonnance.

– Et ça ? fit Rachid en montrant des boîtes de vaccin portant la marque « Daurah » et empilées sur une étagère.

– C'est un vaccin local contre la fièvre aphteuse. Nous en vendions pour les agriculteurs. Mais la plupart des boîtes sont désormais vides. C'est juste pour le décor.

Rachid et Souraya revinrent sur leurs pas.

– Je te l'avais dit, murmura-t-elle. C'est la misère ! Un dinar ne vaut plus rien : une simple banane coûte six cents dinars, un quart du salaire mensuel moyen. Les cancéreux sont condamnés à mourir faute de médicaments. Dans un hôpital à côté, cinq à sept gosses crèvent chaque jour faute de soins. On dit que six mille enfants de moins de cinq ans meurent tous les mois de faim ou de maladie. Tu te rends compte ?

– Je ne comprends pas ! Comment laisse-t-on un peuple mourir de la sorte ? C'est un génocide, un crime contre l'humanité !

Souraya leva les yeux au ciel. Ce geste fataliste révolta Rachid : il signifiait qu'elle s'en remettait à Dieu, qu'elle ne croyait plus au pouvoir des hommes de changer les choses.

Au détour d'une rue, un homme d'un certain âge était assis sur une chaise paillée. Hirsute, mal rasé, il portait des vêtements haillonneux. Des rides profondes sillonnaient son visage basané. Près de lui, un frigo blanc, planté au milieu du trottoir.

– Que fais-tu avec ce frigo ? lui demanda Rachid.

– Il est à vendre, répondit l'autre avec lassitude.

– Pourquoi le vends-tu ?

– Il ne me sert à rien : je vis au jour le jour. Qui vit au jour le jour n'a pas besoin de frigo !

À cinquante mètres de lui, un adolescent se tenait debout près du battant d'une porte.

– Elle est à vendre ? s'exclama Rachid, interloqué.

– Oui ! Mon père est mort, ma mère est malade. Il ne me reste plus que les portes de ma maison. Je dois les vendre pour manger.

Rachid eut un pincement au cœur. Il sortit de sa poche une liasse de dinars qu'il donna au garçon.

– Où est-ce que je vous la livre ?

– Comment ?

– La porte ! Je vous la livre où ?

– Tu peux la garder, ta porte, répondit Rachid en lui tapotant la joue. Ramène-la chez toi !

13

East Anglia, Norwich

Le bus s'arrêta devant l'université d'East Anglia. Meg mit pied à terre et s'emmitoufla dans son manteau : une pluie fine tombait sur Norwich. Elle courut en se couvrant la tête avec le porte-documents qu'elle tenait à la main. Essoufflée, elle pénétra dans le hall principal de l'université.

– Vous pourriez me dire où se trouve la *School of Biological Sciences* ? demanda-t-elle à la réception. J'ai rendez-vous avec le docteur McAllister.

Le réceptionniste composa un numéro sur le standard.

– Docteur McAllister ? Une dame vous demande à la réception... Je l'envoie au labo ? Très bien, docteur.

Il raccrocha et indiqua à Meg le chemin.

Le laboratoire était une immense salle peuplée d'éprouvettes, d'alambics, de centrifugeuses et de stérilisateurs. Sur une table traînaient des gants en latex et des masques microporeux. Le docteur McAllister était là, l'œil collé à l'objectif d'un microscope électronique. C'était un homme d'une cinquantaine d'années, corpulent, avec un visage rond et poupin où saillaient de grands yeux bleus.

– Je vous attendais, miss Jordan ! s'exclama-t-il en accueillant Meg. Prenez place, je vous prie.

Ils s'assirent face à face.

– C'est au sujet de Leyla Husni, n'est-ce pas ? Un agent de la CIA m'a contacté ce matin...

– Tout à fait, répondit Meg. Je souhaiterais faire plus ample connaissance avec cette personne...

Le docteur McAllister rejeta sa tête en arrière pour rassembler ses souvenirs et demeura silencieux un long moment. La jeune femme en profita pour promener son regard sur les objets qui ornaient la salle. Un instrument rare attira son attention : c'était un microscope Culpeper datant de la fin du XVIIIe siècle. Juché sur un élégant boîtier en acajou, il était droit et fixe, habillé de cuivre, de peau de chagrin et de cuir doré à l'or fin.

– Ce que je sais d'elle, commença McAllister, c'est qu'elle a préparé son PhD chez nous, à l'université d'East Anglia. Elle a débarqué à Norwich en 1979, avant la guerre irako-iranienne.

Meg sortit son calepin pour noter les renseignements qui l'intéressaient.

– Comment était-elle ?

Il haussa les épaules.

– Elle était assez introvertie, mais aimable. Elle n'était pas particulièrement douée pour les travaux qu'elle menait, mais c'était, comment dire, une vraie bûcheuse. Sur le campus, elle n'avait pas beaucoup d'amis. Je la voyais souvent en compagnie de deux Iraniennes.

– Quelle était la nature de ses travaux de recherche ?

– Elle préparait un doctorat de toxicologie sur les bactéries pathogènes.

– Son intérêt pour ce sujet ne vous a pas paru bizarre ?

– Elle disait qu'elle voulait employer les connaissances acquises chez nous pour lutter contre certaines maladies très courantes dans son pays. Elle m'a même parlé un jour d'une usine de vaccins...

– Parlait-elle politique ?

– Elle est venue deux ou trois fois chez moi. Nous avons évoqué la situation en Irak. Elle vouait un véritable culte à Saddam Hussein, mais elle paraissait préoccupée par les répercussions de la guerre irako-iranienne sur son pays.

– Savez-vous si elle rentrait souvent en Irak ?

– Je le sais parce qu'à chaque voyage elle nous rapportait des souvenirs. Elle rapportait aussi des dattes : mes enfants en raffolaient !

– Payait-elle elle-même ses études ?

– Non, déclara le docteur McAllister. C'est le ministère irakien de l'Éducation qui finançait ses études et son séjour en Angleterre.

– Lorsqu'elle est repartie, êtes-vous resté en contact avec elle ?

– Elle m'a simplement dit qu'elle allait intégrer l'université de Bagdad comme chargée de cours. Elle a quitté Norwich en 1984...

– Est-il possible qu'elle ait utilisé les connaissances acquises dans votre labo à des fins militaires ?

En d'autres termes, est-il possible qu'elle ait joué un double jeu ?

Le docteur McAllister secoua la tête.

– Non, non, assura-t-il. La personne que j'ai connue serait incapable d'une chose pareille !

Meg referma son calepin et ajouta :

– À moins d'être une comédienne de premier plan !

14

Bahrein

Le *C-130* de la *German Air Force* frappé du sigle de l'ONU décolla de Bahrein où se trouvait l'ancien QG régional de l'UNSCOM. Meg Jordan relut une dernière fois le dossier qui lui avait été transmis par les inspecteurs qui l'accompagnaient. Elle révisa les documents que la CIA lui avait remis à propos des équipements scientifiques acquis par l'Irak en Occident, puis consulta les plans détaillés des sites que la Commission spéciale comptait inspecter.

– Autant chercher une aiguille dans une botte de foin ! dit-elle en se tournant vers Christophe Duval.

L'expert français avait un visage aux traits fins éclairé par des yeux bleus et vifs, et des cheveux grisonnants taillés en brosse. « Quel âge a-t-il ? se demanda-t-elle. Quarante, quarante-cinq ans ? »

– Vous avez raison, admit-il. Il y a de fortes chances qu'on échoue ! J'en suis à mon troisième voyage et je n'ai encore rien trouvé !

– Vous êtes bien pessimiste, observa Meg en croisant les jambes.

– Ils sont terribles, vous verrez ! répondit Duval en se grattant le front. Je suis un ancien inspecteur de l'UNSCOM, je sais de quoi je parle ! Vous présentez aux Irakiens une demande pour visiter un site, vous ne recevez leur autorisation que dix jours plus tard. Entre-temps, ils font le ménage. Ils nous surveillent sans relâche, nous mettent des bâtons dans les roues, nous interdisent l'inspection de certains sites au nom de la « souveraineté nationale »... Un vrai calvaire nous attend.

L'appareil traversa une zone de perturbations. Meg porta la main à son cœur et ferma les yeux. En général, elle préférait prendre le bateau ou le train et ne rechignait pas à parcourir des centaines de kilomètres en voiture pour éviter l'avion. Elle ne s'était jamais sentie en sécurité à l'intérieur de ces oiseaux gigantesques et ne pouvait chasser de son esprit les images de la double catastrophe aérienne du 11 septembre qui avait failli coûter la vie à sa sœur.

– Vous allez bien ? demanda Duval en posant la main sur son épaule.

– Oui, ça ira ! murmura-t-elle en lui adressant un sourire contraint.

L'avion tournoya un moment au-dessus de l'aéroport d'Al Habbaniya avant de se poser sur la piste. « Il était temps », se dit Meg en lâchant un profond soupir. Elle se leva, récupéra ses bagages et se dirigea vers la sortie.

– On étouffe !

Debout au sommet de la passerelle, elle promena son regard sur l'aéroport. Le soleil tapait si fort que la chaleur faisait gondoler l'air. Les toitures des hangars réfléchissaient la lumière comme des miroirs. Partout des blindés, des transports de troupes, des avions de combat. Elle serra dans sa main le certificat de l'ONU qui tenait lieu de passeport et descendit une à une les marches menant au tarmac.

Ni les douaniers ni les militaires ne fouillèrent les inspecteurs. On les accueillit avec le sourire en leur souhaitant un bon séjour en Irak. L'espace d'un court instant, Meg eut l'impression de débarquer dans un club de vacances. Elle était surprise, vraiment, par l'affabilité de ces hommes en uniforme qui la suivaient partout en faisant des courbettes.

– Méfiez-vous ! lui chuchota Duval. Ils nous accompagnent pour mieux nous surveiller.

Meg se ressaisit. Elle ne quitta plus des yeux sa valise à roulettes qu'un portefaix en treillis avait proposé de porter, et serra très fort contre elle la bandoulière de son sac.

Au terme d'un trajet d'une heure et demie, Meg arriva à son hôtel, un bâtiment sans charme situé au cœur de la capitale irakienne. Elle déposa ses bagages, prit une douche, enfila une saharienne, puis se rendit au « BMVC », le *Bagdad Monitoring and Verification Centre*, qui occupait les locaux d'une école hôtelière et ceux du *Canal Hotel* qui la jouxtait. Ancien QG de l'UNSCOM, le BMVC hébergeait plusieurs dizaines d'inspecteurs et techniciens appartenant à une vingtaine de pays différents. La jeune femme longea une allée bordée de palmiers en promenant son regard sur ce bâtiment austère surmonté d'une antenne parabolique et ceinturé par des dizaines de voitures blanches ornées des lettres « UN » peintes en bleu. Chris Duval l'accueillit à l'entrée et l'invita à la cafétéria du BMVC.

– On m'a chargé de vous briefer.

– Déjà ! s'exclama Meg en souriant.

– D'habitude, je me méfie des Américains. Je tolère mal leur sentiment de supériorité, leur esprit de domination... Les déclarations de Bush à propos de la « croisade » contre le terrorisme me donnent la nausée...

– Les Européens ne valent pas mieux, objecta-t-elle. Que dire du racisme primaire de Berlusconi qui proclame la supériorité de la civilisation occidentale sur la civilisation orientale ? Il faut arrêter d'instruire contre les Américains des procès en sorcellerie !

Chris Duval éclata de rire.

– Je crois que nous sommes faits pour nous entendre.

Ils s'installèrent dans un coin.

– Téréna !

Un homme frêle, au teint basané, accourut.

– *Yes sir ?*

Téréna était sri-lankais. Il résidait en Irak depuis une dizaine d'années et, pour gagner sa vie, était entré au service des inspecteurs de l'ONU. Distribuer les journaux et le courrier, faire les courses, servir le café... aucune tâche ne le rebutait. Malgré la tension ambiante, malgré les mauvaises nouvelles en provenance de son pays, il avait toujours le sourire.

– *Two Cutty Sark !*

Le Sri-Lankais prit la commande et tourna les talons. Chris se croisa les doigts et commença ses explications :

– Ici, nous travaillons six jours sur sept. Comme dans la plupart des autres pays arabes, le vendredi est chômé. La journée d'un inspecteur commence à 7 h 30...

– Si tôt ! gémit Meg, en songeant à ses réveils difficiles à Washington.

– Chaque matin, tous les inspecteurs se retrouvent dans ce bâtiment pour préparer le programme de la journée. C'est généralement vers 8 heures que nous entrons en contact avec l'agent O'Connor, soit au QG de New York, soit au *Counter Terrorism Center*, le siège de la CIA à Langley.

Il fit tinter les glaçons dans son verre et poursuivit :

– À 9 heures, nous rencontrons les Irakiens pour débattre des questions en suspens. Ensuite, nous nous dirigeons vers les sites à inspecter...

– En avion ? demanda Meg en priant secrètement pour que la réponse fût négative.

– Chaque équipe a à sa disposition une Nissan Patrol. Mais pour les sites éloignés, nous empruntons des *CH53*, des hélicos de fabrication allemande...

– À quelle heure s'achèvent les inspections ?

– En début d'après-midi. Il fait si chaud – 40° C parfois – qu'il est pratiquement impossible de tenir plus longtemps.

– Vous vous reposez l'après-midi ?

– Pas du tout ! répondit Duval en souriant. Nous rédigeons les rapports, nous examinons les échantillons prélevés sur les sites, nous visionnons les images enregistrées... Ce n'est que vers 18 h 30 que nous avons quartier libre.

Meg soupira. Cette mission, à l'évidence, n'était pas de tout repos.

– Ah, j'oubliais, reprit Duval, les shorts et les tee-shirts sont bannis pour les femmes : il faut respecter les traditions des Irakiens.

Meg éclata de rire.

– Nous ne sommes pas chez les taliban que je sache ! J'ai croisé en chemin plusieurs jeunes filles court-vêtues !

– Ce sont les consignes de New York, fit-il en haussant les épaules. Et je suis le premier à m'en plaindre !

Les yeux de Duval brillèrent. Meg y lut une gouaille bien française...

– Y a-t-il des distractions ? demanda-t-elle.

– Oh, si peu... Le contingent néo-zélandais dispose d'une vidéothèque. Des barbecues sont parfois organisés par les inspecteurs...

– Pas très folichon tout ça, maugréa Meg.

– Mais il y a le tourisme, répliqua Duval. Babylone et le palais de Nabuchodonosor, l'arc de Ctésiphon, la ziggourat d'Ur... tous ces lieux valent vraiment le détour.

Il absorba une gorgée de *Cutty Sark*, puis ajouta :

– Si vous voulez, tout à l'heure, les « cow-boys » – c'est le surnom qu'on donne aux inspecteurs – vont disputer un match de foot contre les « humanitaires » – les médecins chargés par l'ONU de distribuer les vivres aux Irakiens. Les deux camps se détestent. Ambiance garantie. Ça vous dit ?

Meg haussa les épaules en signe d'indifférence.

Le match avait commencé depuis un quart d'heure sur un terrain vague situé à proximité du *Canal Hotel*, lorsque Meg perçut une clameur venant de l'extérieur. Elle se redressa, ôta le chapeau de paille qui lui couvrait le chef et plissa les yeux. Elle sursauta : des dizaines d'hommes armés de bâtons et de machettes convergeaient vers le terrain de football en scandant : « À bas l'Amérique ! À bas l'embargo ! Vive Saddam ! Vive Ben Laden ! »

– Chris ! s'écria-t-elle, les mains en porte-voix.

Trop absorbé par la rencontre, Christophe Duval ne répondit pas. Porté par les encouragements de ses collègues, il multipliait les dribbles et servait des ballons en or à son coéquipier guinéen, auteur du premier but de la partie.

– Chris ! répéta-t-elle.

Perdant patience, Meg se rua sur le terrain et, malgré les protestations du biologiste autrichien qui faisait office d'arbitre, confisqua le ballon.

– Meg ! s'exclama Duval. Qu'est-ce qui vous arrive ?

– Des manifestants foncent sur nous ! Ils sont armés !

« Cow-boys » et « humanitaires » échangèrent un regard inquiet. « À bas l'Amérique ! Vive Saddam Hussein ! » Les cris s'étaient rapprochés...

– Sauve qui peut !

Les inspecteurs et les médecins décampèrent en un clin d'œil et filèrent au pas de course vers le *Canal Hotel*, pourchassés par une horde de manifestants surexcités. Gênée par ses escarpins, Meg se déchaussa pour aller plus vite.

– Attention !

À quelques mètres du siège de l'ONU, une jeep de l'armée irakienne venait de leur barrer le passage.

– Putain ! lâcha Duval. Nous sommes foutus !

Un soldat irakien se dressa sur son siège et arma sa kalachnikov d'un geste sec. Les inspecteurs se figèrent : ils étaient pris en sandwich. Contre toute attente, le militaire dirigea le canon de son arme vers ses compatriotes et lâcha une rafale. Pris de panique, les manifestants se dispersèrent. Aussi brusquement qu'elle était arrivée, la jeep disparut.

– Je n'en crois pas mes yeux, balbutia Meg en passant la main dans ses cheveux. C'est quoi ce cirque ?

– Bienvenue en Irak ! répondit Duval en lui pinçant la joue.

15

De bon matin, suivant les instructions de Duval, Meg Jordan se rendit au BMVC. Elle déclina son identité à l'entrée.

– Veuillez me suivre !

L'agent qui l'avait accueillie avait l'accent australien. Il la conduisit jusqu'à la salle de réunion où l'attendait le Français. Elle prit place à côté de lui, derrière une immense table de conférence ovale.

– Croyez-vous qu'elle viendra ? lui demanda-t-elle à mi-voix.

– Qui ça ?

– La fameuse Leyla Husni !

– Probablement. La réunion de ce jour est consacrée à la recherche des armes bactériologiques. Son domaine de prédilection.

– J'ai des raisons suffisantes de croire qu'elle est bel et bien le « cerveau » du programme bactériologique... Mes contacts à East Anglia, le fait que le programme bactériologique a commencé en 1985, juste après son retour de Norwich, tout ceci me conforte dans l'idée que cette femme est plus dangereuse qu'on ne le croit...

Joignant les mains, Duval fit craquer ses doigts.

– C'est comme vous voulez, dit-il. Pour moi, elle n'est qu'un pion parmi d'autres sur l'échiquier irakien.

La porte s'ouvrit. Précédée par deux hommes en uniforme, Leyla Husni fit son apparition. Meg écarquilla les yeux : elle paraissait inoffensive. Sa silhouette frêle, ses cheveux noirs noués en chignon et ses joues pleines lui conféraient un air débonnaire qui démentait l'image véhiculée par les services secrets. Elle salua poliment, s'installa et ouvrit sa serviette. Duval prit la parole. Il commença par présenter Meg, puis émit le souhait que la collaboration entre les inspecteurs de l'ONU et les autorités irakiennes fût plus fructueuse que par le passé. L'un des officiers irakiens l'interrompit. Il déplora les agissements des anciens inspecteurs de l'UNSCOM et prétendit que certains d'entre eux étaient à la solde du Mossad israélien. Il regretta que les Anglo-Saxons fussent majoritaires au sein de la Commission et souligna que leur manque total d'objectivité avait rendu impossible tout dialogue constructif entre les deux camps.

– J'aimerais que madame Husni nous dise où en est l'Irak avec le programme bactériologique qui avait commencé en 1985...

La voix de Meg laissa la place à un silence pesant. Tous les regards convergèrent vers « Lady Virus » qui rougit, baissa la tête et réfléchit un moment.

– Vous vous trompez, articula-t-elle d'une voix calme. Il n'y a jamais eu d'armes bactériologiques en Irak.

– Nous avons pourtant la preuve de souches d'anthrax acquises en France et aux États-Unis, de séchoirs ou *spray dryers* achetés à une firme danoise, et de fermenteurs achetés en Suisse, en Allemagne et en Autriche !

Leyla Husni nia en bloc :

– C'est un tissu de mensonges inventé par l'Occident qui véhicule toutes sortes de rumeurs malveillantes à notre sujet !

Meg ne se laissa pas démonter :

– J'ai les preuves de ce que j'avance. Tenez, voici quatre connaissements prouvant que vous avez acquis en 1991 de larges quantités d'agents de croissance utilisés pour développer les bactéries.

Lady Virus esquissa une moue dubitative.

– D'où proviennent ces documents ?

– De votre fournisseur, Exceed, une compagnie anglaise établie à Southampton.

Leyla Husni secoua la tête. Un sourire narquois se dessina sur ses lèvres.

– Ces agents de croissance sont utilisés pour produire des protéines. Jamais, madame, jamais nous n'avons utilisé ces produits à des fins militaires !

Meg parut décontenancée par l'assurance de son interlocutrice. Mais elle revint à la charge :

– Les quantités importantes que vous commandez ne se justifient pas ! s'exclama-t-elle en brandissant des documents que Callaghan lui avait fournis. Une tonne d'agents de croissance est amplement suffisante pour votre consommation annuelle. Or, il se trouve que vous en avez commandé 10 tonnes à la compagnie Exceed et 39 à Red Zone, une société suisse basée près de Zurich. Suffisamment pour produire 4 tonnes de bactéries mortelles !

Lady Virus haussa les épaules.

– En temps de paix, une telle quantité peut paraître excessive : mais en temps de pénurie, nous en avons besoin pour nourrir des millions de citoyens affamés.

Le ton était monté d'un cran. Pour éviter l'esclandre, Chris Duval s'interposa :

– Nous sommes déterminés à multiplier les *« no notice inspections »*, à inspecter vos sites par surprise. Tenez-vous-le pour dit : la vérité se saura tôt ou tard !

16

Le site en soi n'avait rien de suspect. Il ressemblait à une usine normale, n'étaient les hauts murs qui l'entouraient. Meg ajusta la casquette bleue des inspecteurs – une casquette de base-ball ornée de l'écusson de l'ONU –, et s'engagea d'un pas décidé dans le long couloir menant à l'atelier. Duval lui emboîta le pas, suivi d'une dizaine de soldats irakiens armés jusqu'aux dents.

– Mettez-en une ici ! commanda le Français en levant l'index.

Le technicien qui l'accompagnait fixa au mur l'une des nombreuses caméras qu'il transportait et la brancha au réseau mis en place pour surveiller l'endroit.

Les inspecteurs furent bientôt accueillis par Lady Virus – chemisier fleuri, blue-jean – et par un vieux microbiologiste, formé à l'université du Mississippi et connu des services secrets pour être le « cerveau » de l'ancien programme d'armes bactériologiques en Irak, commencé en 1974 et abandonné au début des années 80, avant d'être repris vers 1985. Yasser Hamaoui devait avoir soixante-dix ans. Il avait un front très large, de grands yeux noirs, des cheveux crépus et des lèvres charnues. Il paraissait fatigué et ne donnait pas le sentiment d'être le « savant fou » décrit par la CIA dans ses rapports. Les inspecteurs et leurs hôtes pénétrèrent dans l'atelier, un véritable capharnaüm où étaient empilés, pêle-mêle, des rouleaux de tissus multicolores.

– Que fabriquez-vous ici ? demanda Meg.

Lady Virus posa les mains sur ses hanches et se lança dans un exposé confus pour expliquer aux inspecteurs qu'il s'agissait d'une usine de céréales transformée en usine textile. Le docteur Hamaoui, lui, ne dit rien. Il se contenta de secouer la tête avec lassitude. Meg circula parmi les machines qui occupaient l'endroit. Il y avait là des métiers à tisser, des machines à broder et des fileuses qui semblaient hors d'usage : des traces de rouille étaient visibles sur leurs rouages.

– Elles fonctionnent toujours ? demanda Meg en se croisant les bras.

– Mais bien sûr ! répondit Leyla Husni en mâchouillant un chewing-gum.

– Où sont les ouvriers ?

– Nous leur avons donné un jour de congé. Votre visite les aurait déconcentrés.

Meg hocha la tête avec scepticisme. Elle se promena un moment entre les balles de laine et de coton, tandis que Duval prenait des photos sous l'œil vigilant des militaires irakiens qui l'escortaient. Tout à coup, Meg s'arrêta net : elle avait reconnu, dans un coin, un outillage qui ne lui était pas étranger. Elle sortit ses gants de sa sacoche, coiffa son masque à gaz et s'approcha d'un amas de ferraille caché au milieu de balles de coton. Elle s'agenouilla et examina une à une les pièces métalliques et le vaste récipient en aluminium qui se trouvaient là. Duval s'accroupit près d'elle.

– Qu'est-ce que c'est ? chuchota-t-il.

– Des pièces détachées.

– D'où proviennent-elles ?

– Certainement pas d'une machine textile.

– À quoi penses-tu ?

– Un fermenteur.

Meg se redressa, baissa son masque à gaz et regarda Lady Virus dans les yeux.

– Que fait un fermenteur dans une usine textile ?

Leyla Husni demeura de marbre.

– Je vous ai bien dit que ce lieu avait accueilli une usine de céréales avant de devenir une usine textile, déclara-t-elle. Cette machine est ce qui reste de l'ancien site. D'ailleurs, elle est hors d'usage.

Meg remit son masque et se pencha à nouveau sur la machine. Elle glissa sa main gantée sur les pièces métalliques puis la retourna : aucune trace de poussière sur sa paume, mais une substance huileuse, comme si cette machine avait été nettoyée quelques heures seulement avant l'arrivée des inspecteurs.

– Placez une caméra ici ! ordonna Meg en se relevant.

Le technicien obtempéra et fixa une caméra au-dessus du fermenteur. Lady Virus haussa les épaules et cracha son chewing-gum.

– À quoi bon ? rétorqua-t-elle. Vous perdez votre temps !

Meg éprouva l'envie de lui tordre le cou. Comment pouvait-elle nier l'évidence ? Où trouvait-elle la force de mentir avec une telle assurance ?

17

Babylone, Irak

« Elle est tombée, elle est tombée, Babylone la Grande, elle qui a abreuvé toutes les nations du vin de la colère ! »

Christophe Duval ouvrit les bras en récitant de mémoire ces versets de la Bible. Au même moment, la cité maudite s'offrit aux yeux de Meg : Babylone, symbole de grandeur et de décadence, symbole de l'orgueil des hommes. Capitale de l'empire de Hammourabi, écrin des Jardins suspendus, l'une des Sept Merveilles du monde, elle avait été le théâtre d'un ballet incessant d'envahisseurs et connu la mort prématurée d'Alexandre le Grand.

Meg circula parmi les ruines de ce lieu mythique dont chaque pierre raconte une légende.

– C'est ici que se dressait la fameuse tour de Babel, expliqua Chris. Comme vous le savez, les hommes bâtissaient cet édifice monumental dans l'espoir de pénétrer les cieux. Cet orgueil démesuré a déplu à Dieu qui a alors introduit la diversité des langues : les hommes ont cessé de se comprendre et l'entreprise a échoué !

– Depuis ce temps-là, soupira Meg, les hommes n'ont plus jamais cessé de s'entretuer. Dieu a-t-il voulu que les choses se passent ainsi ?

Au pied d'une impressionnante statue représentant un lion couché sur sa victime, les deux inspecteurs s'assirent.

– Vous savez, déclara Chris en s'épongeant le front, je suis tellement pris par mon boulot que j'en arrive à oublier que je me trouve dans un pays au passé glorieux !

– Moi aussi, admit Meg. Je n'ai qu'une idée en tête : dénicher les armes de destruction massive que cachent les Irakiens. Tout le reste me paraît dérisoire !

Chris ferma les yeux, se tut un long moment, puis soupira :

– Je me donne encore deux mois, murmura-t-il en posant les mains à plat sur ses cuisses. Ensuite, je jette l'éponge et je rentre en France !

– Tu as de la famille ? demanda Meg, adoptant un ton plus amical

– Un enfant. Ma femme...

Il chercha ses mots.

– Ma femme est morte, continua-t-il. Assassinée...

Il leva les yeux au ciel pour retenir ses larmes.

– Sa mort m'a rendu fou.

Il baissa la tête, puis enchaîna :

– C'est ma femme qui a révélé le scandale de l'avion d'El Al qui s'est écrasé près d'Amsterdam en 1992. Elle a été liquidée... Mais je me suis juré de la venger...

– Je suis désolée, dit Meg. Je ne savais pas...

– J'ai déjà établi que l'avion transportait, en plus de produits dangereux, une quantité importante d'uranium appauvri, et que les syndromes enregistrés au cours de la guerre du Golfe ressemblent à ceux dont souffrent les habitants de la région où l'avion s'est écrasé.

– J'ai un correspondant hollandais, le docteur Vouters, qui dirige un dispensaire à Kraïa. Je sais qu'il a examiné de nombreux cas liés à des troubles de ce genre. Tu devrais le rencontrer : il pourrait t'être utile...

– Pourquoi pas ? Toutes les pistes méritent d'être explorées pour atteindre la vérité.

Il s'éclaircit la gorge et poursuivit d'une voix triste :

– Quand j'y pense, je réalise que l'avion est devenu une arme, un instrument aux mains de la mort. Désormais, la terreur vient du ciel. Les attentats du 11 septembre, l'avion d'El Al qui transportait des armes chimiques, les avions d'épandage que les terroristes auraient voulu s'approprier...

D'un geste fataliste, il balaya l'air du revers de la main, puis sortit de sa poche une enveloppe décachetée et en tira un papier plié en quatre.

– Mon fils... Mon fils vient de m'envoyer une lettre, murmura-t-il d'un air attendri.

– Quel âge a-t-il ?

– Bientôt quatre ans. C'est lui qui « dicte » et ma mère qui écrit... Quand il n'arrive pas à s'exprimer, elle essaie de décrypter ses babillages.

Il déplia la feuille et lut à voix haute :

Mon papa chéri,

Tu me manques. La maison est vide. Je ne regarde plus le foot à la télé parce que sans toi ce n'est pas pareil. Je suis très sage.

Mamie m'a emmené au zoo. J'y ai vu un chameau. Mamie m'a expliqué que tu es parti dans le désert pour soigner les chameaux malades... Il faut que tu sois là pour mon anniversaire. Comme cadeau, j'aimerais bien un chameau. Ou un roguille.

Meg éclata de rire.

– « Soigner les chameaux malades. » S'il savait !

– Je n'arrive pas à m'imaginer la tête qu'il fera quand il apprendra que je traquais les obus en Irak.

– Pourquoi te tourmentes-tu ? Tu n'as pas à avoir honte de ce que tu fais.

Une ride soucieuse s'imprima sur le front du Français.

– J'ai peur du verdict de l'Histoire. Que dira-t-elle de nous dans dix ou vingt ans ? Étions-nous des héros ou des assassins ? Étions-nous complices de l'embargo qui a coûté la vie à des milliers de personnes ?

– Il faut penser à ceux qui sont morts à New York, rétorqua Meg. Si nous sommes là, c'est pour protéger le monde, pour éviter que des catastrophes de ce genre ne se reproduisent à nouveau !

Elle rejeta ses cheveux en arrière et ajouta d'un ton grandiloquent :

– Nous sommes comme le soldat inconnu : des héros anonymes.

18

Salman Pak, sud-est de Bagdad

Le convoi prit le chemin de Salman Pak, une ville et un centre militaire situé au sud-est de Bagdad. Ce site avait été pris pour cible par les bombardiers américains pendant la guerre du Golfe. Depuis, Salman Pak était redevenu, d'après les informations transmises par la CIA aux inspecteurs, un centre de production d'armes bactériologiques. En cours de route, Meg déplia la carte du site telle qu'elle avait été reconstituée par les services secrets américains et l'examina longuement pour essayer de la mémoriser.

Bientôt, le cortège s'arrêta devant Salman Pak et fut reçu, comme à l'accoutumée, par un « comité d'accueil » en treillis. Meg mit pied à terre et regarda autour d'elle. Les traces de bombardement n'avaient pas disparu : des éclats d'obus étaient encore visibles ; des brèches étoilaient les murs. Lady Virus et le docteur Hamaoui ouvrirent la marche : comme s'il s'agissait d'une visite touristique, ils se mirent à exposer aux inspecteurs l'historique du site et les dégâts qu'il avait subis pendant la guerre du Golfe.

Meg ne se laissa pas déconcentrer : l'œil en éveil, elle inspecta avec attention les coins et les recoins de l'endroit, compta les murs et les fenêtres pour s'assurer que les Irakiens n'avaient pas changé la configuration des lieux.

– Vous paraissez très méfiante.

Meg sursauta. C'était le docteur Hamaoui.

– En effet. Je n'accorde aucun crédit à ce que vous nous racontez.

– Mais vous...

– Nous ne sommes pas dupes, poursuivit Meg. Ne nous prenez pas pour des imbéciles !

Le docteur Hamaoui regarda autour de lui. Les sbires qui l'escortaient étaient loin, occupés à surveiller le technicien qui fixait une énième caméra à l'intérieur du bâtiment.

– Mon programme s'est arrêté en 1980. Je ne suis pas responsable de ce qu'ils ont fait par la suite. C'est de la folie !

– Pourquoi êtes-vous là ?

– Parce qu'on me l'a ordonné. Du jour au lendemain, on m'a tiré de ma retraite et je me suis retrouvé à l'hôtel Charif à Bagdad... Chaque jour, j'attends leurs instructions en priant Allah de m'épargner cette mascarade.

– Seriez-vous prêt à nous aider ?

Il baissa la voix.

– Si je parle, je suis cuit.

– Nous vous aiderons à prendre la fuite ! affirma-t-elle tout de go, sans même se demander si elle avait les moyens de fournir à son interlocuteur l'assistance qu'elle lui proposait.

Il changea brusquement de sujet :

– Ce site a été très endommagé... Les bombardements n'ont rien épargné !

Lady Virus venait de le rejoindre. Elle chuchota quelques mots à son oreille et l'entraîna à l'écart.

– Rien à signaler ? demanda Chris à Meg.

Devait-elle évoquer les confidences du docteur Hamaoui ? Elle préféra temporiser.

– Non. Et toi ?

– Tout est en règle.

– Je n'en suis pas certaine, déclara Meg. Je flaire quelque chose d'anormal.

– Des indices ?

– Non. Mais tout est trop calme, trop propre... C'est comme si on avait fait le ménage avant notre arrivée.

Duval secoua la tête.

– Je te l'avais bien dit dans l'avion : une vraie partie de cache-cache !

Il s'interrompit : Lady Virus s'était approchée d'eux et tendait l'oreille.

– Sortons ! décréta Meg.

Dehors, il faisait une chaleur accablante. Trente-cinq degrés au moins. Les yeux mi-clos, Meg fixa le ciel. Il était d'un bleu éclatant. « Un temps de vacances », songea-t-elle. Elle s'assit sous un palmier, tandis que ses collègues rangeaient leur matériel dans les Nissan blanches ornées du sigle « UN ». Elle sortit la carte du site de sa poche et se mit à la comparer avec la configuration des lieux. Saisie par le doute, elle se leva, fit quelques pas en avant puis se figea.

– Chris !

Le Français accourut.

– Je ne sais pas si je rêve. Regarde !

Il se pencha sur la carte et l'examina avec attention. Il releva la tête et jeta un regard circulaire autour de lui.

– Pas possible ! murmura-t-il en soulevant sa casquette.

– Tu vois ce que je vois ?

– Il y avait deux bâtiments ici ! balbutia-t-il en montrant du doigt une vaste esplanade jonchée de gravats.

– Cette carte a été dessinée le mois dernier à partir de photos aériennes prises par un U2. Il y avait bel et bien deux bâtiments de plus à Salman Pak !

Duval demeura un moment bouche bée, les bras ballants. Si les Irakiens avaient détruit ces deux édifices, c'est bien parce qu'ils cachaient quelque chose.

Meg s'avança en direction des ruines. Lady Virus la rejoignit.

– Puis-je vous être utile ? demanda-t-elle en mastiquant bruyamment.

– Ces... ces ruines... De quand datent-elles ?

– C'est l'aviation américaine qui a rasé une grande partie du site. Des dizaines de civils ont été tués ici même, là où vous posez les pieds ! Un vrai bain de sang !

Avait-elle prononcé ces mots pour écœurer Meg et la dissuader d'aller plus loin ? L'Américaine ne recula pas : elle s'avança au milieu des décombres, s'accroupit et examina les gravats. Au milieu des pierres, il y avait des cendres, des objets calcinés, des restes de papiers brûlés : la destruction de ces bâtiments et de leur contenu ne remontait pas à plus d'une semaine.

– Votre curiosité vous égare, observa Lady Virus en défaisant son chignon et en secouant ses cheveux noirs.

– Et vous, répliqua Meg en pointant vers elle un doigt accusateur, vos mensonges vous perdront.

19

Bagdad

L'hélice du ventilateur brassait l'air en émettant un petit grincement. Meg sortit de sa douche, se sécha devant le miroir embué, enfila un caraco blanc en satin brodé. Puis elle noua une serviette autour de sa tête et, pieds nus, se dirigea vers la kitchenette de sa chambre d'hôtel.

– Quelle chaleur ! gémit-elle en choisissant une bière glacée dans le frigo.

Elle la décapsula, avala quelques gorgées et fit glisser la canette le long de son cou pour se rafraîchir. Elle s'assit un moment à sa table de toilette, sortit son micro-ordinateur de sa sacoche, alluma le modem, tapa le mot de passe qui verrouille l'appareil, et se connecta au satellite. Les mots *« Read mail »* clignotèrent sur l'écran. D'un clic, elle accéda au message qui lui était destiné :

Saladin à Schéhérazade :

Rien de neuf. Enquête en cours sur Lady Virus. Espère te voir pour de vrai : es-tu aussi belle que sur la photo ?

Elle sourit. Non que les « noms de guerre » qui leur avaient été attribués fussent particulièrement risibles, mais le ton badin employé par Rachid avait quelque chose d'incongru.

Schéhérazade à Saladin :

Rencontré Lady Virus. Nie tout en bloc. Besoin d'éléments pour la coincer. Compte sur votre soutien.

P.-S. : Ce réseau n'est pas une messagerie rose.

L'interphone sonna. Elle se déconnecta et décrocha le combiné posé à côté d'elle.

– Allô, oui ?

– C'est Chris. Je peux monter ?

– Je sors tout juste de mon bain.

– C'est important...

– Monte !

Meg se regarda dans la glace. Elle dénoua la serviette et rejeta ses cheveux mouillés en arrière. Elle enfila la culotte flottante assortie au caraco, prit ses pantoufles sous le lit et les chaussa à la hâte. On frappa à la porte. Quatre coups secs : c'était Duval. Elle ouvrit.

– Excuse-moi de t'importuner à une heure aussi indue. Mais c'est au sujet de demain.

– Une inspection-surprise ?

Christophe posa un doigt sur ses lèvres.

– Il y a peut-être des micros dans la chambre, chuchota-t-il. Méfions-nous !

Il entraîna Meg vers la salle de bains, ouvrit à

fond les robinets pour couvrir le son de sa voix, puis enchaîna :

– Une usine textile située près de l'aéroport de Bagdad. Elle sert de PC au 2e bataillon de la Garde républicaine spéciale, une unité chargée de protéger Saddam et sa famille. Il y aurait des archives importantes, des obus chargés de gaz moutarde...

– Qui est au courant de notre cible ?

– Personne à part O'Connor, toi et moi. Nous avons cinq 4 × 4 à notre disposition. Nous n'avertirons nos hommes qu'au dernier moment.

Meg passa la main dans ses cheveux mouillés.

– Cette Lady Virus, quelle fieffée menteuse ! marmonna-t-elle. Cette froide assurance, cette façon de mentir en vous regardant dans les yeux... J'ai failli devenir folle : elle m'a presque humiliée !

Duval referma les robinets.

– Rira bien qui rira le dernier !

20

Il était 5 heures du matin quand quatre coups secs frappés à la porte réveillèrent Meg en sursaut.

– Tu as dix minutes pour te préparer, annonça la voix de Duval. Pas une de plus.

La jeune femme s'étira, se frotta les yeux et bénit l'époque où son réveille-matin l'arrachait à son sommeil. Elle porta la main contre sa poitrine : elle était nue. À cause de la chaleur, elle s'était dépouillée de sa chemise de nuit qu'elle avait lancée d'une main rageuse à l'autre bout de la pièce. Elle se leva de mauvaise grâce, se rinça le visage et enfila la combinaison argentée que les inspecteurs portaient toujours lorsqu'ils se rendaient sur des sites dangereux. Elle se regarda dans le miroir et ne put s'empêcher de sourire : elle ressemblait à un cosmonaute. Elle rejeta la capuche en arrière et boucla la ceinture autour de sa taille. Puis, ayant vérifié que ses gants, sa torche et son masque à gaz se trouvaient bien dans sa sacoche, elle ouvrit la porte de sa chambre et jeta un regard dans le couloir. Le sbire qui la surveillait depuis son arrivée à Bagdad somnolait sur une chaise. Sans faire de bruit, elle referma la porte derrière elle et, à pas de loup, se dirigea vers l'ascenseur. Elle descendit jusqu'à la réception de l'hôtel où l'attendaient Duval et une dizaine d'autres « cow-boys » de l'ONU. Tous n'avaient pas eu la même chance qu'elle et ne s'étaient pas débarrassés de leurs « gardes du corps » qu'elle repéra sans peine, debout dans la pénombre.

– Allons-y ! décréta Christophe.

Ils sortirent en trombe de l'hôtel, grimpèrent dans les 4 × 4 qui les attendaient et prirent le chemin de l'ouest. Meg s'assit à côté du Français et chuchota à son oreille :

– Qu'est-ce qu'on fait ?

– On choisit une cible fictive, histoire de les dérouter, et, au dernier moment, on se reporte sur la caserne.

Meg acquiesça. Suivant les instructions de Duval, le convoi fit mine de se diriger vers l'université al-Bakr située non loin du véritable objectif des inspecteurs. Les soldats irakiens, regroupés dans deux jeeps, suivirent le convoi à la trace. Meg les vit s'agiter, communiquer avec leurs supérieurs à l'aide de talkies-walkies et s'envoyer des signaux dans tous les sens.

– Ils paniquent, glissa-t-elle à Duval.

– S'ils savaient ce qui les attend !

À une centaine de mètres de l'université, Duval distribua des ordres précis à ses acolytes. Arrivé à une croisée de chemins, le convoi bifurqua brusquement à droite et fila en direction de la caserne. Les deux jeeps irakiennes s'arrêtèrent au carrefour, comme si elles hésitaient. Les soldats se redressèrent sur leurs sièges et se regardèrent avec des yeux ahuris, croyant que le convoi s'était trompé de route.

Ils entrèrent en communication avec l'état-major qui transmit la nouvelle à Leyla Husni en personne.

Affolée, Lady Virus se rua sur une carte de la région et l'étudia avec attention. Comprenant la gravité de la situation, elle entra en contact avec le ministre de la Défense qui décida de prendre lui-même la direction des opérations.

À l'heure où le soleil commence à poindre à l'horizon, diffusant sur le désert une couleur rose pâle, les inspecteurs parvinrent en vue de la caserne.

– La voie est libre ! s'écria Duval en levant le poing. Le stratagème a fonctionné !

Meg alluma la VHF et entra en contact avec le BMVC. Elle indiqua l'emplacement exact où se trouvait le convoi et réclama que le site fût surveillé par voie aérienne.

Pendant ce temps, les ordres étaient parvenus par radio à la caserne. Branle-bas de combat : en quelques minutes, tous les militaires se mobilisèrent. Dans la cour, ils allumèrent un grand feu et firent la chaîne pour y jeter les pièces compromettantes stockées dans la salle des archives. Pour aller plus vite, ils imbibèrent d'alcool des cartons entiers de documents. Cinquante soldats reçurent l'ordre de se munir de gants et de hisser à bord de deux camions frigorifiques des boîtes hermétiques contenant des agents bactériologiques.

– Stop !

Des chicanes barraient la route menant à la caserne. Le convoi s'arrêta.

– Nous sommes de l'ONU, prévint Duval en descendant de la Nissan. Laissez-nous passer !

Le factionnaire irakien épaula sa kalachnikov et répondit entre ses dents :

– Cette zone est interdite aux inspections.

– Ah bon ?

– Saddam Hussein possède une villa à côté de la caserne. Vous n'êtes pas autorisés à vous approcher !

Piqué au vif, le Français remonta dans son véhicule. Il contacta le BMVC pour l'informer de la situation. « Évitez la confrontation », lui répondit une voix dans le récepteur.

Duval cracha un juron. Il sortit de sa sacoche une paire de jumelles qu'il braqua sur la caserne.

– Nom de Dieu ! lâcha-t-il. Ils brûlent tout !

– Quoi ?

– Une fumée noire s'élève de la cour. Ils font un bûcher de leurs archives !

– Les salauds ! enragea Meg.

La VHF grésilla. Une voix leur annonça :

« *Alpha Bravo 1 à Alpha Bravo 4* : U2 vient de repérer deux camions frigorifiques sortant de la caserne. Se dirigent vers le nord. Agir en conséquence. »

Christophe blémit. Il transmit la nouvelle à ses collègues et leur proposa de faire demi-tour pour prendre en chasse les deux camions. À peine avait il prononcé ces mots que cinq transports de troupes sortirent de la caserne et encerclèrent les inspecteurs. Les « cow-boys » tentèrent de parlementer. En vain :

les Irakiens les tinrent en joue pendant plus d'une heure, le temps de permettre aux camions frigorifiques de vider les lieux.

– Il n'y a rien à faire, grommela Duval avec dépit. Quoi qu'on fasse, ils seront toujours les plus malins.

21

Lady Virus apparut enfin. Rachid la vit pénétrer dans l'enceinte de la propriété, garer sa jeep devant le perron, mettre pied à terre et entrer dans la villa. Depuis deux jours, assis à la terrasse de ce café donnant sur la rue, il montait le guet devant cette bâtisse dans l'espoir de rencontrer celle qu'on soupçonnait d'être à la tête du programme bactériologique en Irak. L'adresse de la villa n'avait pas été difficile à obtenir : les agents de la CIA la connaissaient depuis longtemps.

Rachid commanda un café. Le serveur hocha la tête et disparut. Le Libanais riva son regard sur la maison. Par une fenêtre ouverte, il vit Leyla aller et venir dans une vaste pièce bien éclairée. Il passa une demi-heure ainsi, les yeux fixés sur cette silhouette qui, minute après minute, devenait de plus en plus familière. « Elle est insaisissable, se dit-il en se grattant le front. Où passe-t-elle son temps ? Comment se fait-il qu'elle rentre si peu chez elle ? »

Il enfonça la main droite dans sa poche et s'assura que l'émetteur s'y trouvait toujours. L'engin avait la grandeur d'une pastille et permettait la localisation d'une personne ou d'un véhicule dans un rayon de plusieurs kilomètres. « Bénie soit la technologie », pensa-t-il en souriant.

La jeune femme ressortit de la villa. Rachid posa cinquante dinars sur la table, se leva et traversa la route pour récupérer son vélo. Il l'enfourcha et alla se poster à quelques mètres de là, sans quitter des yeux Lady Virus. Il la vit monter dans sa jeep, tourner la clé de contact et démarrer. « C'est le moment », se dit-il en serrant les dents. Dès qu'elle eut tourné l'angle de la rue, Rachid fonça sur le véhicule. La jeep freina dans un crissement de freins épouvantable et percuta le vélo qui lui avait barré la route.

– Allah !

Leyla lâcha un cri et se rua sur Rachid qui gisait sur la chaussée. Elle s'agenouilla près du Libanais.

– Il est mort ? demanda un marchand des quatre-saisons qui avait abandonné sa baladeuse pour porter secours au blessé.

– Non, murmura Leyla, en tâtant le pouls de Rachid. Il est sonné, c'est tout. Il faut le transporter à l'hôpital.

Aidée par le marchand, elle embarqua Rachid dans sa jeep et prit la direction de l'hôpital le plus proche.

– Où... où suis-je ? gémit Rachid en se recroquevillant sur son siège. J'ai mal !

– Tout va bien, ne vous en faites pas.

Leyla se tourna vers lui et demanda :

– Vous n'avez pas l'accent irakien. D'où êtes-vous ?

– J'ai mal ! répéta Rachid.

– Je vous conduis à l'hôpital, patientez.

Leyla consulta sa montre. Elle tritura les boutons de son talkie-walkie et annonça à son interlocuteur qu'elle avait été retardée par un accident :

– C'est tombé au mauvais moment, maugréa-t-elle. Je dois encore me rendre chez le coiffeur. Il faut que je me fasse belle pour la réception de ce soir au ministère du Pétrole.

Rachid profita de ce moment d'inattention pour sortir l'émetteur de sa poche et le coller discrètement sous son siège.

– Vous tenez le coup ? lui demanda Leyla Husni en rangeant son talkie-walkie.

– Je ne veux pas vous déranger, dit Rachid en se palpant le genou. Je crois qu'il n'y a rien de cassé.

– Vous en êtes sûr ?

– Oui, oui. Déposez-moi, ici.

Il remercia Lady Virus, mit pied à terre et s'éloigna en titubant.

De retour chez sa grand-mère, Rachid se précipita sur le micro-ordinateur, pianota son code d'accès, sélectionna la rubrique « *Iraki maps* », appuya sur la touche « *Enter* », et attendit un court moment. Un cri de joie lui échappa : un voyant rouge, mobile, s'était affiché sur l'écran. Il localisait l'endroit exact où se trouvait la jeep de Lady Virus. « Bon début », se dit-il en se frottant les mains.

– Je ne t'avais pas vu rentrer !

Rachid sursauta et referma précipitamment le couvercle du boîtier. Il se retourna. Souraya venait de sortir de la salle de bains avec ses sous-vêtements pour unique parure. Ses cheveux mouillés ondulaient sur ses épaules nues. Elle s'approcha de Rachid et noua ses bras autour de son cou. Il sentit son souffle chaud dans sa nuque.

– Qu'est-ce que tu fais ? bredouilla-t-il.

– Viens ! lui souffla-t-elle à l'oreille.

Il lui caressa la joue du revers de la main.

– Tu es superbe, Souraya, mais on ne peut pas...

– Grand-mère dort. C'est l'heure de sa sieste.

Rachid la regarda dans les yeux, se leva, l'attira vers lui et déposa un baiser sur son front.

– On ne *doit* pas, Souraya. Je t'en prie, on...

Il s'interrompit : il venait de sentir, contre sa poitrine, les seins de la jeune fille. Comment résister à cette pression ?

– Je t'aime, lui susurra-t-elle à l'oreille.

N'y tenant plus, Rachid lui embrassa fougueusement les lèvres.

22

La cérémonie était grandiose. Partout, des drapeaux irakiens et d'immenses bouquets de fleurs multicolores. Un orchestre formé de musiciens en uniforme exécutait des marches militaires. Sur la façade du ministère du Pétrole, une grande banderole annonçait : « Journée de la Science ». Des hommes en armes étaient postés à l'entrée. Ils n'autorisaient l'accès à la salle des fêtes qu'aux invités, triés sur le volet. Comment pénétrer dans ce lieu défendu comme une forteresse ?

Rachid fit le tour du bâtiment. À l'arrière, un pâtissier sortait des gâteaux d'une fourgonnette blanche et les transportait jusqu'aux cuisines.

– Je vais vous aider, proposa Rachid. Le ministre vient d'arriver et vous êtes en retard.

– C'est gentil, dit l'autre, mais...

Rachid ne lui laissa pas le temps de protester. Il saisit une grande assiette de petits fours et pénétra dans la cuisine. Il vit une femme en tablier portant deux bouteilles de champagne. Il lui emboîta le pas et la suivit jusqu'à la salle des fêtes. C'est à ce moment précis que le ministre du Pétrole fit son apparition sous les applaudissements. Debout sous le portrait du raïs, il prononça un discours patriotique dans lequel il dénonça les agissements du « grand Satan américain », affirmant que « les États-Unis avaient reçu, le 11 septembre, un châtiment mérité » et soulignant la volonté des Irakiens de poursuivre leur « rayonnement culturel et scientifique ». Une femme voilée prit ensuite la parole pour annoncer la remise de distinctions à « des personnalités du monde scientifique qui ont fait honneur au pays ». Leyla Husni fut la première à être appelée. Vêtue d'une robe bleue, parée de bijoux, elle monta à la tribune. Le ministre la félicita, lui remit une médaille et invita l'assistance à l'applaudir :

« En vertu des pouvoirs qui me sont conférés, je décerne cette distinction à Leyla Husni. Ce que Leyla Husni a fait pour le développement de la recherche biologique en Irak mérite attention et considération. Grâce à elle, la science dans ce pays est entrée dans une ère nouvelle ; elle est devenue source de respect et de crainte. Hier encore, les Occidentaux raillaient notre technologie, aujourd'hui, ils en tremblent. »

– « Ils en tremblent... » répéta Rachid en secouant la tête.

La cuisinière sursauta.

– Qu'est-ce que tu fous ici, toi ?

– J'accompagne le pâtissier, bredouilla Rachid.

– Dégage, tu n'as rien à faire ici !

Rachid ne se le fit pas dire deux fois.

La demeure de Leyla Husni était plongée dans l'obscurité. Il faisait frais cette nuit-là. Des nuages enténébraient le ciel et voilaient la lune. Les sens en alerte, Rachid inspecta les alentours de la villa. Personne ! « Tout le monde doit être à la cérémonie », se dit-il.

Prenant son courage à deux mains, il traversa la rue, pénétra dans le jardin et fit le tour de la maison. Toutes les fenêtres du premier étage étaient grillagées. Celles du second consistaient en des verrières dépourvues de volets, sans doute pour mieux aérer les chambres à l'époque des canicules. Rachid essaya de se hisser à la force du poignet le long d'un lierre qui serpentait jusqu'au toit. Mais les lianes cédèrent à la première tentative. Il repéra une gouttière destinée à évacuer l'eau de pluie des balcons. Avec l'agilité d'un félin, il grimpa le long du tuyau en zinc et se retrouva à la hauteur d'une des fenêtres du second qu'il poussa avec vigueur. La verrière céda. Rachid se laissa glisser à l'intérieur. Il resta un instant immobile, guettant le moindre bruit. Il alluma la petite lampe de poche qu'il avait pris soin d'emporter et se mit à fouiller la maison. Il ne laissa rien au hasard : il procéda méthodiquement, ouvrit un à un tous les tiroirs, fouina dans les placards, sous les lits... Rien. La maison ne semblait receler aucun secret. À l'exception d'une trentaine de livres en anglais traitant de toxicologie et de bactériologie, rien ne laissait deviner que cette maison appartenait à Lady Virus. « Elle doit se méfier, se dit Rachid. Elle doit planquer ses archives à des lieues d'ici. »

Le crissement des pneus d'une voiture sur le

gravier l'arracha à ses pensées. Un véhicule venait de s'arrêter devant la maison. Il paniqua et se rua vers la fenêtre. Dans sa précipitation, il cogna une table et renversa un cendrier. Il ramassa rapidement l'objet et le reposa sur la table. Il fronça les sourcils : le cendrier était un produit publicitaire distribué par la firme *Daurah Foot and Mouth Disease Vaccine*. « Bizarre », songea-t-il en massant son genou endolori. Parvenu à la fenêtre, il lâcha un soupir de soulagement. Fausse alerte : la voiture s'était trompée d'adresse et avait poursuivi son chemin. « Trêve de risques », se dit-il. Il enjamba la fenêtre, referma la verrière, se laissa glisser le long du tuyau et rentra tranquillement chez lui.

***

– Debout, fainéant !

Rachid se retourna sur sa couchette posée au milieu du salon, et ouvrit les paupières. Il reconnut les deux jambes longues et fines de Souraya au-dessus de lui.

– Qu'est-ce que c'est ?

– Il est 8 heures, debout !

Il se frotta les yeux comme un enfant. Souraya portait une minijupe rouge qui moulait sa croupe cambrée. Sa poitrine était serrée dans un tee-shirt trop petit qui lui arrivait jusqu'au nombril. Il se leva, l'embrassa, fit sa toilette, puis s'isola dans un coin de la maison avec son micro-ordinateur. Il commença par vérifier que l'émetteur fonctionnait toujours. La voiture de Lady Virus était à l'arrêt dans Bagdad :

le voyant clignotait sur place en émettant un bip-bip sonore. Il se connecta au réseau et raconta à Meg les aventures de la veille. La réponse ne tarda pas à lui parvenir :

Schéhérazade à Saladin :

Tes informations au sujet de la cérémonie, ajoutées aux informations recueillies à Norwich et à Rockville, dissipent les doutes quant au rôle que Lady Virus joue dans le programme des ADM.

Rachid pianota sur son clavier un message qu'il relut à voix basse avant de l'envoyer :

Saladin à Schéhérazade :

J'ai trouvé chez elle un cendrier portant la marque « Daurah Foot and Mouth Disease Vaccine ». C'est peut-être un indice à exploiter. Avez-vous déjà contrôlé cette usine ?

P.-S. : Auriez-vous un médicament contre les bronchites ? C'est urgent. J'enverrai quelqu'un le chercher.

Cinq minutes plus tard, la réponse s'afficha sur l'écran :

Schéhérazade à Saladin :

L'indice de l'usine de Daurah est important. Je vais vérifier l'adresse.

P.-S. : Les « humanitaires » disposent de ce qu'il vous faut.

Il referma le couvercle, rangea la mallette sous le buffet de la salle à manger, puis appela Souraya.

– J'ai déniché un médicament pour grand-mère, lui annonça-t-il.

– Ce n'est pas vrai !

– Si ! Une amie à l'ONU. Tu peux y aller ? Voici l'adresse.

– Tu ne m'accompagnes pas ?

Rachid hésita. Il préférait éviter de se rendre au siège des Nations unies à Bagdad. Il savait l'endroit surveillé par les services secrets irakiens. Pourquoi éveiller les soupçons ?

– Si quelqu'un t'aborde, ne lui parle pas de moi, tu m'entends ? Tu diras que tu es venue de ta propre initiative demander un médicament pour une urgence.

Souraya fronça les sourcils.

– Pourquoi tout ce cinéma ? De quoi as-tu peur ?

– Je n'ai pas peur, Souraya, fit Rachid en haussant les épaules. Je suis prudent, c'est tout.

Une heure plus tard, Souraya revint, le sourire aux lèvres, en brandissant triomphalement le précieux médicament.

– Personne ne t'a suivie ? demanda Rachid en jetant un regard par la fenêtre.

– Non, mais des soldats irakiens m'ont demandé à la sortie ce que j'étais venue faire dans cet endroit. J'ai répondu comme tu as dit.

– Comment ont-ils réagi ?

– Très bien. Ils ont dit que j'étais une brave fille

et ont souhaité à ma grand-mère un prompt rétablissement.

Rachid poussa un ouf de soulagement. Il prit le médicament et l'examina.

– Qui te l'a donné ?

– Une femme blonde.

– Quel âge ?

– Entre trente et trente-cinq ans.

– Américaine ?

– Il me semble. Elle parlait très bien l'anglais.

– Comment tu l'as trouvée ?

Souraya fronça les sourcils.

– Je ne comprends pas !

– Elle est belle ?

La jeune femme parut gênée par cette question. Elle se leva brusquement et alla à la cuisine sans rien dire, comme si elle boudait. Puis elle revint avec un verre d'eau, arracha le médicament des mains de Rachid et se dirigea vers la chambre de sa grand-mère. Au moment d'y entrer, elle s'arrêta, se retourna vers son cousin et dit d'une voix amère :

– Elle est plus que belle.

23

Le toit du BMVC était peuplé de réservoirs et de compresseurs. Malgré le soleil qui dardait d'aplomb à cette heure-ci de la journée, Meg et Chris s'installèrent dans un coin découvert. La jeune femme s'accroupit, ouvrit la mallette que Callaghan lui avait envoyée et sortit l'instrument qu'elle souhaitait tester en présence de son collègue.

– C'est bien la première fois que je vois un bidule pareil, murmura Duval en se grattant le front.

– C'est le joyau du Laboratoire national de Los Alamos : l'*ARS Chemical Fill Detector*, déclara Meg sur un ton où se mêlaient la fierté et cette impatience qui s'empare de l'enfant au moment de déballer un cadeau. Comme son nom l'indique, il vise à détecter les armes chimiques.

L'ARS était un ordinateur de poche sans clavier, ayant pour interface un crayon lecteur, et relié à deux capteurs.

– Cet instrument est le fruit de longues recherches portant sur l'*Acoustic Resonance Spectroscopy*, la spectroscopie acoustique de résonance, une méthode qui consiste à étudier les vibrations des objets. Grâce à l'*ARS*, plus besoin de prélever des échantillons pour les analyser au laboratoire. Il est désormais possible d'identifier les produits chimiques en induisant des vibrations acoustiques dans un récipient scellé, puis en analysant les effets de ces vibrations sur les produits contenus dans ce récipient. Le logiciel automatisé d'analyse est si performant qu'il peut déceler la présence de produits chimiques en moins d'une minute.

Meg sortit de sa mallette un récipient métallique contenant un produit chimique et le posa à côté de l'ordinateur. Elle colla les aimants de l'un des capteurs contre le récipient et se mit à induire de petites vibrations acoustiques à l'intérieur de l'objet tandis que l'autre capteur mesurait la réponse du contenu à ces vibrations.

– L'*ARS* balaie la fréquence de la vibration de 1 à 30 kilohertz et produit un spectre acoustique qui est transmis à l'ordinateur. L'algorithme de reconnaissance de l'ordinateur analyse les données. Il est alors possible d'identifier le produit analysé en comparant sa « signature acoustique » par rapport à une série de « signatures acoustiques » se rapportant à des produits chimiques connus...

– Épatant ! fit Duval en hochant la tête. Et dire qu'avant cette invention, il fallait risquer sa vie en procédant à des prélèvements de matières toxiques ! Je...

Il n'acheva pas sa phrase : un sifflement strident se fit entendre, suivi d'une déflagration d'une violence inouïe qui secoua le bâtiment tout entier. Une pluie de pierres s'abattit sur les deux inspecteurs. D'instinct, Meg se jeta à plat ventre, les bras croisés sur la nuque. Chris tomba à genoux, la tête entre les mains.

– Aux abris ! s'écria la jeune femme. Les Irakiens bombardent le QG !

Ils se relevèrent et, pliés en deux, se dirigèrent en courant vers les escaliers du *Canal Hotel*. Ils les descendirent quatre à quatre et gagnèrent les abris. Une panique indescriptible s'était emparée des membres du personnel de l'ONU qui avaient abandonné leurs postes pour trouver refuge dans le sous-sol de l'immeuble. Cinq longues minutes s'écoulèrent. Les cris laissèrent peu à peu la place à un silence de cimetière.

– Une roquette s'est abattue sur le toit ! annonça enfin le gardien australien qui revenait d'une brève tournée d'inspection. C'est probablement un acte terroriste ou un avertissement...

Meg se mordit les lèvres : ils l'avaient échappé belle !

– Tu crois qu'ils nous visaient ? lui glissa Duval d'une voix à peine perceptible.

Meg lui pinça le bras : elle préférait ne pas envisager cette hypothèse.

24

La fumée des cigares empuantissait l'atmosphère.

– Nous exigeons des explications concernant la roquette lancée contre le QG de l'ONU ! commença Chris Duval en se croisant les bras.

– Nous avons fait notre enquête, répondit Lady Virus en appuyant ses coudes sur la table de réunion. Il s'agit d'un groupe de dissidents opposés au gouvernement irakien. Ils ont perpétré cet acte pour envenimer nos rapports avec l'ONU !

Meg leva les yeux au plafond. Comment accorder le moindre crédit à ces propos ? Comment imaginer un seul instant que des opposants au régime fussent capables de tirer une roquette en plein cœur de Bagdad ?

Le général irakien présent dans la salle balaya l'air du revers de la main comme si ce détail ne l'intéressait pas, puis déclara d'un ton décidé :

– Nous sommes chargés de vous annoncer que le gouvernement irakien n'est plus disposé à tolérer que des avions de type U2 survolent notre territoire. Nous considérons que ces avions américains servent les intérêts des États-Unis et non ceux de l'ONU. Ils constituent une menace pour la sécurité de notre pays.

Duval secoua la tête en signe de désapprobation.

– Je regrette, rétorqua-t-il en dardant son regard clair dans les yeux de son interlocuteur. Ces avions sont au service de l'ONU et exécutent les missions de surveillance qu'elle définit.

– L'ONU est devenue une force d'occupation ! lâcha Lady Virus entre ses dents.

– La mission des inspecteurs est de donner des informations à la CIA et au Mossad, renchérit le général qui l'accompagnait. Vous êtes pires que vos prédécesseurs de l'UNSCOM !

Meg serra les poings.

– L'ONU a le droit de pénétrer dans tout site irakien présentant un intérêt pour la conduite de ses activités. Tant qu'il y aura des armes de destruction massive, nous resterons !

– Je l'ai dit et je le répète, reprit Leyla Husni. Il n'y a ni armes biologiques ni armes chimiques en Irak. Les essais effectués par le passé ne concernaient que des armes défensives. Jamais nous n'avons eu l'intention d'utiliser des produits toxiques pour tuer qui que ce soit !

N'en pouvant plus, Meg explosa :

– Arrêtez de nous raconter des salades ! Nous avons la preuve formelle que vous avez acquis de l'anthrax pathogène !

– C'était pour des vaccins ! protesta Lady Virus.

– Ce n'était pas une souche Sterne, répliqua Meg en tapant du poing sur la table. Je dispose de preuves irréfutables !

Duval essaya de la calmer. Mais l'Américaine

était hors d'elle-même, rouge de colère, et ses yeux lançaient des éclairs.

– Le fermenteur dans une usine textile, les archives que vous brûlez juste avant une inspection, nous ne sommes pas dupes !

Elle se leva, se pencha en avant vers Leyla Husni et affirma d'une voix terrible :

– Vos mensonges conduisent le pays à sa perte. Votre attitude ne fait que retarder la levée de l'embargo.

Brusquement, Lady Virus perdit contenance. Elle se mit à vociférer des phrases incompréhensibles en tremblant et en secouant dans tous les sens ses cheveux défaits. « Elle est hystérique ! » pensa Duval en regrettant que la réunion prît cette tournure.

– Nous avons, oui, produit de l'anthrax, de la toxine botulique et de l'aflatoxine, mais nous avons tout détruit ! hurla-t-elle, les yeux injectés de sang. Arrêtez de nous harceler !

Elle tourna les talons et sortit en claquant la porte. Désarçonné, l'officier irakien s'essuya le front avec son mouchoir roulé en boudin.

– Ce qui vient de se passer est regrettable, dit-il d'une voix altérée. Je vous donne encore un mois pour achever vos inspections et vider le plancher !

– Un mois ? Impossible ! protesta Duval.

– Ce que vous faites est de l'espionnage. Je ne tolérerai pas plus longtemps vos agissements !

Meg et Chris ramassèrent leurs affaires et sortirent sans saluer. Dans un coin du hall d'entrée, Lady Virus sanglotait, la tête entre les mains.

– Tu y es allée un peu fort ! observa le Français. Elle est devenue folle de rage.

– Elle a fini par craquer, fit Meg en haussant les épaules. Il était temps.

– Mais ce qu'elle a admis, on le savait déjà...

– Je voulais l'entendre de sa propre bouche.

25

– Meg, une nouvelle incroyable !

Duval fit irruption dans la salle de monitoring du BMVC, essoufflé, le front en sueur.

– Que se passe-t-il ?

– Un général irakien vient de faire défection ! balbutia-t-il en brandissant une dépêche qui venait de tomber sur le téléscripteur. Il vient de se réfugier en Jordanie !

– Qui est-ce ?

Christophe Duval poursuivit :

– Le général Abdallah. C'était le supérieur de Lady Virus, il était en charge des industries militaires du pays, il a été ministre de la Défense. Ce type est une mine d'informations !

Un sourire cruel se dessina sur les lèvres de Duval.

***

De bonne heure, Meg et Chris furent appelés à une réunion urgente à la salle de conférence du BMVC. Le délégué de l'ONU, le Suédois Ralf Jacobsen, présidait la séance. Il commença par annoncer que les autorités irakiennes venaient de tenir une conférence de presse.

– Ils ont retiré l'ultimatum qu'ils nous avaient donné. Ils ont surtout divulgué des informations importantes.

Il croisa les bras et enchaîna d'une voix grave :

– Les Irakiens ont été assommés par la défection du général Abdallah. Craignant qu'il ne dévoile leurs plans à l'Occident, ils ont choisi la fuite en avant. Ils viennent de nous remettre un rapport de 700 000 pages qu'ils auraient soi-disant trouvé dans une ferme à poulets, la *« Hakam Single Cells Protein Production Plant »*, appartenant, je cite, au « traître Abdallah ».

– J'hallucine ! Tout ça ne tient pas debout ! s'exclama Duval.

– Ils prétendent que ces documents, comprenant enregistrements et disquettes, étaient cachés dans des boîtes et des coffres dissimulés dans les cages à poulets, et que le général en question a mis en place tout un programme bactériologique *à l'insu des autorités irakiennes*.

Meg éclata de rire.

– On aura tout vu ! Ils se foutent de notre gueule !

– Que disent ces documents ? demanda le Français.

Ralf Jacobsen se croisa les doigts.

– Vous comprendrez qu'il n'est pas possible de les déchiffrer en une heure. Notre traducteur m'a déjà montré des documents dépourvus de tout intérêt, comme une facture portant sur le nombre de stylos à bille commandés par l'Irak à la fin des années 80.

– Ils essaient de noyer le poisson, commenta Meg en haussant les épaules.

– Je me demande comment la CIA a bien pu ignorer l'existence d'un site aussi dangereux, enchaîna Chris en hochant la tête.

– Leyla Husni prétendait qu'il s'agissait d'une installation civile pour produire des protéines unicellulaires et des biopesticides, rappela Meg.

– Faux ! affirma Jacobsen. Cette ferme à poulets, située dans une région reculée, à 55 kilomètres au sud-ouest de Bagdad, a été au centre de la production des armes bactériologiques, et la CIA n'en savait rien. La preuve : pendant toute la guerre du Golfe, ce site n'a jamais été inquiété.

– Que cachaient-ils là-dedans ? demanda un inspecteur allemand présent à la réunion.

– Ils viennent d'admettre qu'ils y ont fabriqué plus de 500 000 litres d'agents biologiques de 1989 à 1990. Ils ont reconnu, par ailleurs, avoir produit...

Il s'interrompit, chercha un papier dans la pile de documents qui se trouvait devant lui, et enchaîna :

– ... 3,9 tonnes de VX, 8 500 litres de bacilles de charbon...

Meg émit un sifflement.

– ... 19 000 litres de toxine botulique, 2 200 litres d'aflatoxine... Les autorités irakiennes ont aussi reconnu avoir préparé des munitions remplies d'armes biologiques, dont 25 ogives de missiles *Al-Husayn*, la version irakienne du Scud : 5 remplies d'anthrax, 16 de toxine botulique et 4 d'aflatoxine. Elles ont enfin admis avoir produit de la ricinine sans toutefois fournir des détails sur la quantité produite. Pour conclure, elles affirment que toutes ces munitions ont été entièrement détruites...

L'assistance en eut le souffle coupé. Comment avait-on permis à l'Irak de produire en toute liberté des armes aussi destructrices ? Une seule ogive de Scud remplie d'anthrax était capable de décimer la population de toute une ville.

– Qu'ont-ils fait de ces munitions ? demanda Meg.

– Ils prétendent qu'ils ont procédé à leur destruction sur le site de Nebaï, en plein désert, répondit Jacobsen.

– Apportent-ils la preuve de ce qu'ils avancent ?

– Non : la destruction d'un grand nombre d'armes chimiques et biologiques n'a pas encore été établie...

– Tant que nous ne disposons pas de preuves irréfutables à cet égard, nous ne pouvons pas conclure que ces armes n'existent plus, lança Meg en rejetant ses cheveux en arrière ! Peut-être ont-elles été refilées à Ben Laden ou à d'autres groupes islamistes !

– Miss Jordan a raison, approuva Jacobsen. Les Irakiens ne nous révèlent qu'une partie de la vérité ! Nous devons nous mobiliser pour vérifier la destruction des armes dont ils viennent de reconnaître l'existence. Et ce n'est pas fini : nous devons essayer de retrouver tous les équipements qui leur permettraient, en un temps très bref, de reprendre la production d'armes biologiques ou chimiques, comme l'anthrax, le VX, le sarin, la ricinine ou le gaz moutarde !

26

– Alors, comme ça, c'est toi « Schéhérazade » ?

– Et toi, « Saladin » ?

Meg et Rachid éclatèrent de rire. Dans une chambre du *Blue Hotel*, un hôtel de la banlieue de Bagdad tenu par un Jordanien dont la CIA louait les services, ils venaient enfin de se rencontrer. La chambre était exiguë, mal éclairée. Un lit étroit, une table de toilette et un tabouret en cuir meublaient la pièce.

– Je t'imaginais autrement ! déclara Meg avec le sourire.

– Ah bon ?

– Je te prenais pour un intello à lunettes. Un informaticien, en général, ça porte des lunettes.

– Et un prof alors ? On m'avait dit : Meg Jordan est prof à Maryland. Je me suis tout de suite figuré une vieille à moustache, aigrie et insupportable.

– Je vois que nous nous sommes bien trompés tous les deux ! observa Meg, les mains sur les hanches.

– Comment ça se passe pour toi ?

– Ce n'est pas une mission scientifique. C'est de l'athlétisme. J'étais à bout, tu ne peux pas savoir ! Mais là, avec les révélations du général Abdallah, je suis soulagée. J'ai enfin pu prouver que cette Lady Virus était bel et bien une fieffée menteuse !

– Que valent les informations du général Abdallah ?

– C'est un bon début. Elles ont l'avantage d'avoir mis Lady Virus au pied du mur. Elle a enfin compris qu'elle ne pouvait pas mentir indéfiniment !

– Il paraît que le général Abdallah s'est repenti, qu'il a décidé de rentrer en Irak.

– Il serait fou s'il revenait ! Saddam ne lui pardonnera jamais sa trahison !

Rachid hocha la tête et se caressa le menton.

– Que nous cache encore Lady Virus ?

Meg croisa les jambes.

– Je crains le pire. On raconte qu'elle a effectué des essais d'armes bactériologiques sur des êtres humains, des prisonniers iraniens probablement...

– Tu es sûre de ce que tu avances ?

– Ce ne serait pas la première fois. Les nazis effectuaient bien des essais biologiques dans les camps de concentration en utilisant les déportés comme cobayes.

Elle sortit de son sac un paquet de *Peter Stuyvesant*, offrit une cigarette à Rachid qui refusa d'un geste de la main.

– Connais-tu le docteur Hamaoui ?

Rachid fronça les sourcils.

– C'est le type qui était en charge de l'industrie militaire en Irak, n'est-ce pas ?

– Je l'ai rencontré à l'occasion d'une inspection à Salman Pak. Il m'a fait comprendre qu'il serait prêt à faire défection.

– Hamaoui ? C'est inespéré ! s'exclama Rachid en

applaudissant. Il doit être au courant des secrets irakiens les mieux gardés.

– Tu pourrais l'approcher ?

Rachid sursauta.

– Moi ?

– J'en ai parlé à Callaghan. Il m'a chargée de te contacter pour te confier cette mission. L'opération a été baptisée « *Butterfly* ».

– Mais comment faire ? bredouilla Rachid en levant les bras au ciel. Où habite-t-il ? Où ira-t-il ?

– D'après ce qu'il m'a dit, il se trouve à l'hôtel Charif, à Bagdad. Il suffit de l'approcher et de lui assurer le transport jusqu'au Nord, dans la région contrôlée par les rebelles kurdes. Un de leurs chefs te contactera bientôt.

– Pourquoi pas la Jordanie ?

– Après la défection du général Abdallah, les contrôles à la frontière irako-jordanienne sont devenus plus stricts.

Rachid se leva, fit quelques pas dans la pièce, puis soupira :

– C'est peut-être risqué, mais le jeu en vaut la chandelle. Hamaoui est une pièce maîtresse sur l'échiquier irakien.

Meg souffla un jet de fumée.

– Pour ma part, je compte entreprendre un raid sur l'usine à vaccins que tu nous as indiquée...

– Tu l'as localisée ?

– Elle se trouve au sud de Bagdad.

Rachid hocha la tête. Il s'assit au bord du lit et étira ses jambes.

– Où vis-tu ? lui demanda Meg.

– Chez ma grand-mère, dans le quartier de Kamara. Elle vit avec la jeune fille à qui tu as remis le médicament : c'est l'une de mes cousines irakiennes.

– La jeune fille brune ? Elle est superbe !

– Elle a dit la même chose à ton propos.

Meg rougit. Elle rejeta ses cheveux en arrière.

– C'est vrai ?

– Oui ! fit Rachid en croisant les bras. Et je lui donne entièrement raison !

Elle tira sur sa cigarette.

– Tu vis avec quelqu'un ? demanda-t-il.

Meg haussa les sourcils. « Quel toupet ! » pensa-t-elle. Elle balaya l'air du revers de la main.

– Ne m'en parle pas. Je sors d'une aventure qui m'a complètement lessivée.

– Vous avez rompu ?

– Ce serait trop long à raconter. C'était un dégonflé, incapable d'assumer ses promesses.

– Il était marié ?

Meg sursauta.

– Comment le sais-tu ?

– En général, les hommes mariés ne tiennent jamais leurs promesses !

Elle eut un sourire triste.

– Il s'appelait Steve... Il n'a jamais eu le courage de quitter sa femme pour moi.

– Elle doit être riche...

– Comment l'as-tu deviné ?

– En général, on ne quitte pas une femme riche...

– Entre le portefeuille de son épouse et moi, il a

choisi le portefeuille de son épouse, soupira-t-elle. Puis elle demanda : Et toi ?

– Moi, elles m'ont toutes largué parce que j'étais sans le sou. Je me suis fiancé trois fois.

– Sans blague !

– Si, si, je te jure ! Dans mon pays, les femmes sont impatientes de se marier. Comme je n'avais pas les moyens de fonder un foyer, elles m'ont envoyé promener.

– Et l'amour dans tout ça ?

Rachid haussa les épaules.

– La raison l'emporte souvent sur l'amour.

Les mains derrière le dos, Meg s'appuya contre la table de toilette. D'une voix mal assurée, elle avoua :

– Mon malheur à moi, c'est que je n'ai jamais su être raisonnable !

27

– Alerte ! Ils viennent de saboter la caméra de l'usine textile !

La voix provenait de la salle de monitoring. Meg accourut et se pencha sur l'écran que l'opérateur du BMVC montrait du doigt : noir total.

– Sur quoi était braquée cette caméra ?

– Sur le fermenteur démonté, répondit le technicien en se grattant la tête.

– Appelez-moi le responsable de l'usine ! Je veux des explications !

L'opérateur s'éclipsa. Il revint un peu plus tard et annonça d'un air gêné :

– Il paraît qu'ils ont une panne de courant.

– Qu'ils la réparent tout de suite ! tempêta Meg. Envoyez un de nos spécialistes sur place ! Je veux en avoir le cœur net. Je...

Elle n'acheva pas sa phrase. Un homme venait de pénétrer dans la pièce. Il était bien bâti et portait les cheveux longs. Il avait un charme sauvage qu'accentuait l'éclat de ses yeux verts légèrement bridés. Il se présenta :

– Norman Douglas, NBC News.

Meg releva la mèche rebelle qui lui frangeait le front et tendit la main pour le saluer :

– Meg Jordan. Je vous attendais !

Ils quittèrent la pièce et se dirigèrent vers la salle de réunion.

– J'ai voulu vous rencontrer pour vous mettre en garde, dit Douglas en prenant place.

– À propos de quoi ?

– Du site « Al Hakam ».

– Après la fameuse conférence des Irakiens, nous y avons découvert 22 000 kilos d'agents de croissance... Dans quelques jours, les Irakiens doivent raser le site sous notre contrôle...

– Justement ! dit le journaliste. Auriez-vous une vidéo pour visionner la cassette que je vous amène ?

– Certainement.

Meg prit la cassette des mains du journaliste et l'introduisit dans le magnétoscope qui se trouvait dans un coin de la salle. Elle alluma le téléviseur et recula de quelques pas.

– Voyez ! dit Douglas en tendant l'index.

La scène filmée représentait Lady Virus à Al Hakam. Elle était flanquée d'une demi-douzaine de journalistes étrangers, parmi lesquels Douglas lui-même, reconnaissable à sa tignasse blonde. Lady Virus commença par raconter que cette usine était capitale pour l'économie du pays et qu'elle avait été utilisée par le général Abdallah, à l'insu des dirigeants irakiens, pour tester des produits bactériologiques. « Aujourd'hui que nous avons détruit tout le matériel qu'il utilisait et communiqué à l'ONU toutes les archives se rapportant à ses activités, je ne vois pas pourquoi nous devrions détruire pareil site qui assure la nourriture à des millions d'enfants irakiens. » Lady Virus essuya une larme et fit faire aux journalistes le tour de l'usine, en s'arrêtant devant d'immenses poulaillers pour montrer aux caméras les volailles qui s'y trouvaient. « Ce serait un terrible gâchis si l'ONU s'obstinait à raser ce lieu », conclut-elle.

– Qu'en pensez-vous ? demanda Douglas en croisant les doigts derrière sa nuque.

– Je pense que c'est de l'intox. Cette menteuse continue son cirque.

– Elle est très forte. Elle a invité les journalistes à un dîner bien arrosé. Elle a été d'une très grande amabilité avec tout le monde. Difficile de faire mieux, côté marketing !

– Elle veut ameuter l'opinion publique en lui faisant croire que nous sommes des assassins ! s'écria Meg en levant les bras au ciel. On aura tout vu. Je...

Elle s'interrompit : l'opérateur du BMVC venait de faire irruption dans la salle de réunion.

– Miss Jordan ! Venez vite !

Meg s'excusa et quitta la pièce en courant. « C'est ma journée ! » se dit-elle en traversant le couloir menant à la salle de monitoring.

– Alors ? s'exclama-t-elle en se campant devant l'écran qui fonctionnait de nouveau.

– Voyez ! dit l'opérateur. Le courant a été rétabli. Mais...

– Mais quoi ?

– Le fermenteur s'est volatilisé !

28

– Rachid ! Viens voir !

Rachid s'étira en bâillant, se leva de mauvaise grâce et quitta le sofa sur lequel il s'était assoupi. Il gagna le séjour où se trouvait Souraya. Assise par terre, les mains nouées autour de ses jambes repliées, la jeune fille suivait les nouvelles à la télévision.

– Regarde ! Il y a ta copine de l'ONU.

Rachid écarquilla les yeux. Le présentateur du journal télévisé venait d'annoncer sur un ton moqueur qu'une « descente » avait été menée par les inspecteurs de l'ONU dans l'école primaire de Qotr al-Nada à Bagdad. Le reportage montrait Meg, flanquée d'un groupe de « cow-boys », circulant au milieu des chahuts dans les couloirs de l'établissement scolaire. « Une équipe d'experts en balistique et en armes chimiques et biologiques a conduit cette opération pour s'assurer du nombre de missiles de longue portée dissimulés dans les pupitres et de la quantité de produits chimiques cachés dans les cartables... »

Rachid secoua la tête. « Ils ont perdu les pédales, se dit-il. Que diable sont-ils allés faire dans une école ! »

Souraya se tourna vers lui et lui lança un regard furibond :

– Tu devrais mieux choisir tes amies ! lui lança-t-elle sur le ton du reproche.

***

– Ridicules ! tempêta O'Connor. Vous avez été ridicules ! Inspecter une maternelle !

Meg éloigna l'écouteur de son oreille. La voix de son interlocuteur était assourdissante.

– Laisse-moi lui expliquer, proposa Duval en tendant la main pour prendre le combiné.

La jeune femme revint à la charge :

– Nous avons trouvé un plan dans la cave de l'école. La télévision n'a montré que les images qui lui conviennent.

– Où est ce plan ?

Meg se tut. Que répondre à cette question ? Lui dire qu'elle avait essayé de photocopier le document, mais que les sbires de Lady Virus l'en avaient empêchée ?

– Ne me mettez plus dans des situations embarrassantes ! aboya O'Connor en raccrochant.

L'Américaine passa la main dans ses cheveux. Cette mission, il fallait l'admettre, avait été un échec.

– Courage, Meg ! murmura Duval en lui tapotant l'épaule.

– Il nous faut un coup d'éclat, dit la jeune femme. Pour redorer notre blason !

Duval réfléchit. Il sortit de la salle un moment, puis revint avec un papier qu'il tendit à sa collègue.

– Qu'est-ce que c'est ?

– Des renseignements qu'un de nos informateurs m'a remis hier soir. Ils concernent un prof à l'université de Bagdad, un certain Afif Zein. Ses travaux portent sur le moyen de remplir de ricinine des ogives d'obus de 155mm.

La « ricinine » ! Meg tressaillit. Elle ne pouvait s'empêcher d'associer ce produit toxique au nom de Georgi Markov, ce dissident bulgare tué à Londres avec un parapluie dont le bout avait été enduit de ricinine.

– Où se trouve-t-il ?

– À son bureau, à l'université.

– Allons-y !

Meg et Chris sortirent, empruntèrent une Nissan Patrol et prirent le chemin de l'université.

– On nous suit ! annonça bientôt Meg en consultant le rétroviseur.

– Ce n'est pas nouveau : il faudra s'y faire !

La voiture se gara devant le portail de l'université. Les deux inspecteurs mirent pied à terre et se dirigèrent vers la réception.

– Personne ! s'exclama Duval. Le réceptionniste n'est pas là.

Meg avisa un homme chauve qui descendait les escaliers, un carton à la main.

– Excusez-moi, monsieur.

L'homme s'immobilisa, pétrifié.

– Nous souhaiterions rencontrer le professeur Zein.

– Je... je ne sais pas, bredouilla-t-il en grimaçant.

Il poursuivit son chemin en allongeant ses foulées.

– On dirait qu'il a le démon aux trousses ! commenta Meg en secouant la tête.

– Montons voir là-haut ! proposa Duval.

Ils gagnèrent le premier étage où se trouvaient les bureaux des enseignants. Ils longèrent le couloir en déchiffrant les noms gravés sur les portes.

– Zein. C'est ici ! s'exclama tout à coup Duval.

La porte était ouverte. Meg frappa quand même.

– Il y a quelqu'un ?

Personne ! Elle entra.

– Mon Dieu ! Viens voir !

Duval accourut. Ses yeux s'écarquillèrent : le bureau avait été saccagé. Des papiers, des dossiers jonchaient le sol...

– Ils n'ont rien épargné, maugréa-t-il. Ils ont su qu'il serait notre prochaine cible. Ils nous ont devancés.

– Pas sûr, Chris, pas sûr !

Duval fronça les sourcils.

– Que veux-tu dire ?

Meg lui tendit une photo encadrée qu'elle venait de ramasser. Elle représentait le savant irakien entouré de sa femme et de ses trois enfants.

– Je veux dire que le type que nous avons croisé dans les escaliers est l'homme que nous recherchons et qu'il vient de nous filer sous le nez ! fit-elle en désignant du menton l'homme au crâne dégarni qui figurait sur le cliché.

Christophe Duval poussa un cri de rage. Il sortit en courant et dévala quatre à quatre les escaliers menant à la sortie.

– Il faut que je retrouve ce salaud, se dit-il en serrant les lèvres. Il a emporté avec lui tous ses secrets.

Afif Zein était déjà loin. Chris fouilla du regard la rue déserte, puis revint sur ses pas, avec l'air d'un chien battu.

– Décidément, c'est la scoumoune ! soupira-t-il en rejoignant Meg.

– Si O'Connor l'apprend, nous passerons un sale quart d'heure, fit-elle, les mains sur les hanches.

Elle se pinça les lèvres, puis, après un moment de réflexion, frappa sa paume gauche avec son poing droit :

– Ils veulent jouer au plus fin ? Qu'à cela ne tienne ! À la guerre comme à la guerre !

29

L'hélicoptère de l'ONU, un *CH-53 G* peint en blanc, tournoya un moment au-dessus de Bagdad, comme un faucon qui s'apprête à fondre sur sa proie. Surmontant l'angoisse qui s'emparait d'elle lorsqu'elle se retrouvait dans les airs, Meg s'approcha du pilote, un officier de l'armée de l'air chilienne, et lui chuchota quelques mots à l'oreille. À cause du vrombissement du moteur, elle dut répéter trois ou quatre fois sa phrase pour se faire entendre.

– Que se passe-t-il ?

L'officier irakien qui les accompagnait quitta sa place et se pencha vers le pilote.

– Rien, rien, fit Meg en haussant les épaules.

– Où comptez-vous vous poser ?

Le pilote ne répondit pas et dirigea l'hélicoptère vers l'usine *« Daurah Foot and Mouth Disease Vaccine »*.

– Où allez-vous ? répéta le militaire.

Comme le pilote ne répondait toujours pas, il dégaina son *Sig Sauer P 226* et le pointa sur lui.

– Baissez ça tout de suite ! hurla Meg en s'interposant. Vous êtes fou ? Nous faisons notre travail.

– L'espace aérien ne vous appartient pas, répliqua l'Irakien. Nous devons savoir où vous allez.

– Vous n'avez pas le droit d'entraver le déroulement de notre mission.

– Je suis obligé d'indiquer à mes supérieurs le lieu où vous vous rendez. Sinon...

Il n'acheva pas sa phrase. Duval venait de le ceinturer. D'un geste prompt, Meg lui arracha le pistolet des mains et le retourna contre lui.

– Ligotez-le ! conseilla le pilote. Il y a des cordes à l'arrière.

L'hélicoptère se posa sur une esplanade située à deux cents mètres de l'usine. Meg et Chris abandonnèrent l'Irakien au fond de l'appareil, débarquèrent et, courbés en deux sous le souffle des rotors, se précipitèrent vers l'entrée du site, flanqués des cinq « cow-boys » qui les accompagnaient dans leur mission. Un vieux gardien essaya de leur barrer le passage. Meg le bouscula violemment. Comme un ouragan, l'équipe fit irruption dans l'usine.

– Messieurs, vous avez le bonjour des inspecteurs de l'ONU !

Les laborantins qui se trouvaient là paniquèrent. Ils furent tellement surpris qu'ils n'opposèrent aucune résistance. Une faible lumière éclairait l'endroit. Le sol était tapissé d'un linoléum verdâtre. Des tuyaux couraient le long des murs, et des escaliers en colimaçon, menant à l'étage supérieur, se dressaient dans chaque coin de la salle. Duval sortit une caméra de sa sacoche et commença à filmer les lieux, tandis que Meg et les autres inspecteurs contrôlaient les fûts alignés au fond du bâtiment et les énormes réservoirs perchés sur des socles métalliques.

– Venez voir ! s'exclama quelqu'un.

Ils accoururent. À côté d'un baril rongé par la rouille était couché un obus de 155 mm. Meg revêtit sa combinaison de protection, mit ses gants, coiffa son masque à gaz et sortit de sa sacoche l'ARS 100 qu'elle posa à terre. Elle s'agenouilla, colla les capteurs aimantés contre l'ogive du projectile et amorça le processus d'identification. L'écran de l'ordinateur s'anima et se mit à analyser la réponse du produit contenu dans l'ogive à la vibration acoustique.

– Alors ? demanda Duval au bout d'un instant.

Meg se redressa, fit quelques pas en arrière, puis baissa son masque.

– C'est du gaz moutarde, annonça-t-elle d'une voix grave. Suffisamment pour anéantir une ville entière !

30

L'air était irrespirable. Meg enfila une robe courte en maudissant les règlements de l'ONU, et sortit dans le parking du BMVC. Les *Nissan Patrol* étaient alignées sous les palmiers, recouvertes d'une fine couche de poussière ocre. Elle chercha sa voiture du regard, puis, la trouvant, accéléra le pas. Au moment d'ouvrir le coffre arrière pour y poser sa sacoche, elle se figea. Un colis suspect s'y trouvait. Comment avait-il atterri là ? Chris l'avait-il déposé à son insu ?

– Chris !

Alerté par les cris de son amie, le Français accourut.

– Quoi ? Que se passe-t-il ?

Meg le prit par le coude et l'emmena jusqu'à sa voiture.

– Tu vois ce sac ?

– Oui.

– Il est à toi ?

– Non !

Meg blémit.

– C'est peut-être une bombe, balbutia-t-elle. Vite, Chris, vite, appelle les artificiers !

Duval prit ses jambes à son cou et revint cinq

minutes plus tard escorté de deux sapeurs en uniforme.

– Reculez ! ordonna le plus âgé des deux.

Chris et Meg obtempérèrent. Debout à une cinquantaine de mètres de la jeep, ils observèrent avec anxiété les sapeurs contourner le véhicule, ouvrir le coffre et examiner prudemment le sac comme un chien subodore les traces du gibier.

– *Shit !*

Du sang dégoulinait du colis. Réalisant qu'il s'agissait d'un cadavre et non d'un explosif, les sapeurs n'hésitèrent plus. L'un d'eux sortit son coutelas et d'un geste prompt déchira le sac dans le sens de la longueur. Rongée par la curiosité, Meg s'avança en se mordant la lèvre inférieure. Avec effroi, elle vit l'artificier brandir une tête tranchée, aux yeux exorbités.

– Téréna ! hurla l'Américaine en découvrant la face de l'employé sri-lankais.

– Ils... ils l'ont liquidé, lâcha Chris en posant une main sur son épaule.

– Il a payé pour nous ! fit-elle en se cachant le visage entre les mains.

***

– Meg ! Le patron au téléphone !

La jeune femme accourut et colla le combiné à son oreille. La voix de l'agent O'Connor était méconnaissable. « L'assassinat de Téréna », se dit Meg. Mais elle se détrompa :

– L'incident d'hier est inacceptable ! hurla-t-il. De

quel droit vous permettez-vous de brutaliser un militaire ? Vous voulez déclencher une nouvelle guerre ?

– Ce que nous avons trouvé est précieux ! protesta-t-elle. Nous n'avions pas le choix !

– J'ai reçu une plainte du ministre irakien de la Défense. Il a pris la décision d'interdire aux inspecteurs américains de poursuivre leur mission : nous devons évacuer les lieux.

– Mais nous n'avons pas fini notre travail.

– Vous venez de donner à l'ennemi des raisons valables pour réclamer votre départ !

– C'est un prétexte ! Ils sentent que nous sommes près du but. Ils veulent créer une diversion pour se réorganiser. Il ne faut pas se laisser faire.

– Les inspecteurs américains ont quarante-huit heures pour évacuer le BMVC. Nous nous retrouverons à Amman !

Meg tenta de protester une dernière fois. Mais O'Connor avait raccroché. Elle serra les poings. « Si près du but... » grommela-t-elle. Elle envoya promener le dossier qu'elle tenait à la main et alla trouver Chris. Il était étrangement calme.

– Tu n'es pas au courant ?

– Si.

– Tu n'as pas l'air déçu !

Duval hocha la tête.

– Tes chefs savent manœuvrer. Ils vont sans doute profiter de l'ultimatum de Saddam pour réclamer à leur tour que les inspections couvrent tous les sites, y compris les sites présidentiels auxquels nous n'avons pas encore eu accès.

Meg se croisa les bras et réfléchit un instant.

Était-ce possible ? Elle haussa les épaules. « Décidément, se dit-elle, je ne comprendrai jamais rien à la politique ! » Elle rentra à l'hôtel, s'installa devant son micro-ordinateur et tapa un message à l'intention de Rachid :

Schéhérazade à Saladin :

Devons plier bagage. Je pars pour Amman. Je reviendrai. L'opération « Butterfly » est reportée. J'espère te revoir bientôt.

Au moment d'envoyer le message, elle éprouva un pincement au cœur. Elle n'avait vu qu'une seule fois ce jeune informaticien, mais le fait de lui écrire tous les matins, de savoir qu'il partageait avec elle les mêmes angoisses et la même rage de vaincre, l'avait rendu attachant à ses yeux. Mine de rien, une profonde complicité s'était instaurée entre eux.

31

Mer Morte, Jordanie

Meg s'enduisit les bras et les cuisses d'huile solaire, ajusta son deux-pièces et ferma les yeux. Assise à la terrasse du *Dead Sea Beach Club*, à cinquante kilomètres de Amman, elle savourait le premier moment de détente qu'elle pouvait enfin s'accorder. « Il faut que je profite des quelques jours de repos qui me restent », pensa-t-elle.

L'expulsion des inspecteurs américains n'était que provisoire, elle le savait. Saddam Hussein n'avait pas le choix : il ne pouvait pas faire courir à son pays le risque d'une nouvelle guerre meurtrière. Il voulait simplement gagner du temps, permettre à Lady Virus et aux mauvais génies qui l'entouraient de planquer ailleurs leurs armes de destruction massive. Elle ouvrit les paupières pour admirer la mer Morte. « Je suis à 394 mètres au-dessous du niveau des mers », se dit-elle en esquissant une moue. À quelques pas de là, des enfants se baignaient dans cette vaste étendue que les Hébreux avaient baptisée « la mer du Sel ». Ils flottaient en s'efforçant de garder la tête hors de l'eau pour ne pas se brûler les yeux. Meg se redressa sur son siège et tritura les boutons de la petite radio posée devant elle, entre un verre d'*Old Parr* et un sac de pistaches. La voix du présentateur de la BBC résonna :

Le secrétaire général de l'ONU Kofi Annan est finalement arrivé hier soir à un accord avec l'Irak sur la crise de désarmement. Cet accord pourrait éviter un recours à la force, mais les États-Unis se sont refusé à baisser la garde dans l'attente de précisions sur les termes de l'arrangement. L'accord, dont les points n'ont pas encore été divulgués, est intervenu au terme d'une mission de la dernière chance au cours de laquelle le secrétaire général de l'ONU s'est entretenu avec le président irakien Saddam Hussein et le vice-premier ministre Tarek Aziz.

Une main mystérieuse se posa sur la radio et l'éteignit. Meg sursauta et se retourna.

– Rachid ! Qu'est-ce que tu fais là ?

Le jeune homme se tenait derrière elle, vêtu d'une chemise Lacoste et d'un pantalon en lin à pinces. Il affichait un sourire radieux.

– Je suis venu te voir, dit-il en posant son regard sur les formes voluptueuses de la jeune femme.

– Tu es fou ? Tu as quitté Bagdad pour venir jusqu'ici ?

– J'en avais marre de noter les déplacements de Lady Virus. J'ai pensé que j'avais mieux à faire.

– Et tes supérieurs ?

– J'ai trouvé un bon prétexte : j'ai dit à Ferguson que j'avais besoin d'être briefé sur Hamaoui pour l'opération « *Butterfly* ». Comme Ferguson est interdit de séjour en Irak pour cause d'espionnage, il m'a demandé de le rejoindre à Amman. Astucieux, non ?

– Tu m'épates ! Et que viens-tu faire ici ?

– Je te l'ai dit : je suis venu te voir.

– C'est tout ?

– Chaque jour, j'ouvrais mon ordinateur dans l'espoir de lire un message de « Schéhérazade ». En désespoir de cause, je me suis dit : « Si Schéhérazade ne vient pas à toi, c'est toi qui iras à Schéhérazade. »

– Tu es fou, mon pauvre Rachid. Assieds-toi.

Rachid ne se le fit pas dire deux fois.

– Qu'est-ce que tu bois ? lui demanda-t-elle.

– De l'arak ! J'adore ça.

Il héla le serveur et commanda une bouteille d'arak avec beaucoup de glaçons.

– Quelle chaleur ! gémit-il.

Il ôta sa chemise.

– Qu'est-ce que tu fais ? Arrête ton strip-tease !

– J'ai chaud, alors je me déshabille.

– À la terrasse d'un café ? Tu me fais honte.

– On est au bord de la plage, non ?

Meg éclata de rire.

– Viens, dit Rachid en lui prenant la main. On va se baigner !

– Je n'en ai pas envie.

– Allez, viens !

Devant l'insistance de Rachid, Meg céda. Elle posa son sac sur sa chaise pour ne pas perdre sa place et rejoignit le jeune homme qui avait ôté son pantalon et sautillait sur la plage en maillot.

– Viens ! répéta-t-il en lui faisant signe de le suivre.

Ils coururent dans l'eau et s'enfoncèrent dans la mer jusqu'au cou.

– Je flotte comme une bouée ! s'écria Meg en faisant la planche.

– Ici, tu ne risques pas de te noyer ! Même un sous-marin remonterait à la surface !

Ils passèrent un long moment à nager, à courir comme des enfants, à se prélasser au bord de l'eau.

– Suis-moi ! fit tout à coup Rachid en s'éloignant du rivage.

Meg alla à sa rencontre. Dès qu'elle fut près de lui, elle partit d'un grand éclat de rire.

– Qu'est-ce qui t'est arrivé ?

Rachid était peint en noir de la tête aux pieds.

– Tu as l'air d'un gorille, gloussa-t-elle. Débarbouille-toi !

Pour toute réponse, Rachid prit à pleines mains un paquet de boue et l'appliqua sur le dos de Meg qui poussa un cri d'horreur.

– Arrête de miauler ! Les gens font des milliers de kilomètres pour venir prendre des bains de boue ici. Estime-toi heureuse !

Meg ne se laissa pas faire. Elle saisit à son tour un paquet de boue et le balança en direction de Rachid qui le reçut en pleine figure, mais ne tarda pas à riposter. L'échange de bons procédés se serait prolongé, n'était le coup de sifflet du maître nageur qui ramena à l'ordre ce couple agité subitement retombé en enfance.

– Il se fait tard, dit Meg en secouant ses cheveux. Il faut que je rentre.

– Je t'accompagne, proposa Rachid. Il y a un taxi à deux pas d'ici.

– OK. On se douche et on y va.

32

Amman, Jordanie

Le taxi s'arrêta devant l'hôtel Wardieh, en plein cœur de Amman. Rachid prit le sac de Meg et pénétra avec elle dans le hall.

– Un message pour moi ? demanda Meg en récupérant la clé de sa chambre.

– Non, répondit la réceptionniste en foudroyant Rachid du regard.

Le jeune homme comprit sur-le-champ ce que signifiait ce regard : il savait pertinemment qu'en Jordanie, comme dans la plupart des pays arabes, il était interdit à un couple non marié de partager une même chambre d'hôtel. Dès que Meg eut le dos tourné, il se pencha vers la réceptionniste et glissa un billet de cinquante dollars dans l'échancrure de son corsage.

– Je suis son frère, dit-il en lui adressant un clin d'œil complice.

La chambre était spacieuse. Rachid posa le sac de Meg sur le lit.

– Bon, dit-il à voix basse. Je dois retourner à Bagdad. Adieu, « Schéhérazade ! »

– Mais tu n'y penses pas ! s'écria Meg en séchant ses cheveux encore mouillés. Il fait nuit.

– À Amman, je n'ai pas d'endroit où aller.

– Loue une chambre dans cet hôtel ! proposa la jeune femme.

Rachid hésita.

– Bonne idée ! fit-il sans conviction.

– Je vais appeler la réceptionniste pour te réserver une chambre.

– Non, non. Laisse-moi faire ! J'y vais !

Rachid sortit et dévala quatre à quatre les escaliers menant au hall.

– Votre « sœur » a oublié quelque chose ? lui demanda la réceptionniste d'un ton narquois.

Rachid ficha entre ses seins un autre billet de cinquante dollars.

– Si on vous demande s'il reste des chambres disponibles, dites que c'est complet.

Il remonta chez Meg. La belle Américaine avait enfilé une nuisette en satin qui la moulait étroitement.

– Alors ? demanda-t-elle.

– Pas de chance : l'hôtel est complet. Je dois m'en aller.

– Essaie un autre hôtel.

– Il paraît que le congrès de l'Union internationale des avocats se tient à Amman. Tous les hôtels de la ville sont bondés.

Meg ne put s'empêcher de sourire.

Allez, va ! Le lit est assez grand pour deux. Je t'hébergerai pour une nuit.

Rachid fit mine de protester.

– Non, non ! Je ne veux pas t'importuner. Je...

– Tu ne me laisses pas le choix, soupira Meg en haussant les épaules.

Rachid finit par accepter. Il gagna la salle de bains et referma la porte derrière lui. « Rachid, mon brave Rachid, tu es un génie ! » se dit-il en applaudissant. Son cœur battait la chamade. Partager la chambre de Meg ? C'était inespéré. Depuis qu'il l'avait vue à Bagdad, cette femme occupait ses pensées. Lady Virus, la guerre, l'anthrax, le gaz moutarde et le VX ne représentaient rien à côté de cette femme au visage d'ange et au corps de rêve. « Je suis amoureux, pensa-t-il en esquissant un pas de danse entre le lavabo et la baignoire. A-mou-reux ! »

Meg voulut en avoir le cœur net. Elle décrocha le combiné et composa le numéro de la réception.

– Avez-vous des chambres disponibles ? demanda-t-elle à mi-voix de peur que Rachid ne l'entendît.

– Non, madame, répondit la réceptionniste. L'hôtel est complet.

Meg raccrocha. Mais un doute l'effleura. Elle avait suffisamment fréquenté Steve, son ancien amant, et Lady Virus pour être capable de flairer le mensonge à distance. Elle chercha sur le petit carton posé sur la commode le numéro du directeur et le composa. Une voix grave lui répondit.

– Excusez-moi, monsieur le directeur. J'occupe la chambre 212 et deux de mes collègues doivent me rejoindre demain matin. Y aurait-il des chambres disponibles ?

– *No problem*, répondit-il sans hésiter. Tout le troisième étage est vide.

Meg se pinça les lèvres. Quelle attitude devait-elle adopter ? Elle était désormais fixée sur les intentions de Rachid : il avait quitté Bagdad pour la rejoindre, il avait monté ce stratagème pour rester avec elle. Il la *désirait*. Meg sourit à cette idée. Depuis la fin de sa liaison avec Steve, depuis qu'elle s'était embarquée dans cette aventure avec l'ONU, elle n'avait pas connu ou suscité le désir. Se sentir à nouveau convoitée, aimée... Un frisson lui parcourut le corps. Mais elle se ressaisit : Rachid avait *menti*. Il ne valait pas mieux que les autres. Elle se prit la tête entre les mains. « Dès qu'il sort, je le fous à la porte ! »

La porte de la salle de bains s'ouvrit. Rachid apparut, pieds nus, affublé d'un peignoir blanc portant l'insigne de l'hôtel.

– Il faut que je t'avoue quelque chose, Meg, bredouilla-t-il en baissant la tête. L'hôtel est à moitié vide. Si tu ne veux pas de moi, je m'en irai tout de suite !

Meg se leva, s'approcha de Rachid et plongea son regard dans ses yeux.

– Si tu n'avais pas prononcé ces mots, je t'aurais flanqué dehors, dit-elle en lui caressant la joue.

33

Kraia, Pays-Bas

Le dispensaire de Kraia était bondé. Chris attendit patiemment que le docteur Vouters eût terminé sa dernière consultation avant de l'aborder. L'homme était bien bâti, il avait les cheveux cendrés, une moustache épaisse et des yeux verts qui brillaient derrière des besicles rondes.

– Pourrais-je vous voir un moment ? lui demanda Chris.

– Êtes-vous souffrant ?

– Non. Je suis juste venu vous poser quelques questions... C'est Meg Jordan qui m'envoie.

– Meg ? Quelle heureuse surprise ! Comment va-t-elle ?

– Elle se porte comme un charme ! Elle se trouve actuellement en Irak.

– En Irak ? fit le médecin en fronçant les sourcils. Et que fait-elle dans cette galère ?

– C'est dans le cadre d'une mission de l'ONU...

– Ah ! si c'est pour l'ONU, c'est autre chose... Et vous, comment puis-je vous aider ?

– Voilà : je suis chercheur au CNRS et, depuis que j'ai perdu ma femme, je poursuis l'enquête qu'elle a commencée sur les conséquences du crash d'El Al. Des rumeurs me sont parvenues, qui parlent de graves maladies au sein de la population de Bijlmermeer. Qu'en est-il exactement ?

Le médecin ne répondit pas tout de suite. Il se leva, se dirigea vers une armoire ouverte, sortit un magnétophone et revint à sa place.

– C'est troublant, murmura-t-il en se grattant le front. Les cas se multiplient parmi les habitants, les sauveteurs, les policiers... Ils corroborent la thèse selon laquelle...

Il ne poursuivit pas sa phrase. Il pressa sur la touche « Play », et posa l'index sur son oreille droite pour inviter son interlocuteur à écouter. L'homme interviewé était un immigré ghanéen. Bien que celui-ci s'exprimât en anglais avec un accent prononcé, le Français saisit le sens de ses paroles :

« Je suis devenu allergique. Tout a commencé après le crash. Mon épouse se plaint de migraines et de fatigues inexpliquées, mes enfants souffrent de troubles respiratoires et de douleurs articulaires... Mon voisin du dessus a des taches brunes sur la peau, semblables à des brûlures de cigarettes... »

La voix s'évanouit, laissant place à celle d'un autre homme, au timbre plus grave :

« Je souffre de problèmes pulmonaires depuis la catastrophe. Ma capacité respiratoire est tombée à 66 %. J'ai aussi des problèmes de peau au niveau des mains et une masse est apparue sur mon pied gauche. Je suis sûr que cela vient d'un appareil militaire ou transportant du matériel militaire. Ce qui m'incite à le croire, ce sont toutes ces maladies inconnues qui sont apparues par la suite, mais aussi le fait qu'il s'agissait d'un vol entre New York et Israël, et cela, un an seulement après la guerre du Golfe... Nous n'avons pas confiance. Nous avions raison de ne pas croire les autorités. Qu'on arrête de nous manipuler ! »

Le docteur Vouters appuya sur la touche « Stop » et commenta les propos de ses patients.

– Chaque jour, c'est la même chose. J'ai déjà examiné 1 100 cas troublants, dont des complications de grossesse. En tout, il y aurait plus de 6 000 personnes atteintes de problèmes pulmonaires, d'infections permanentes, de douleurs diverses et d'affections cutanées. Il y a aussi des cas de cancers, sans parler de décès prétendument naturels. J'en ai recensé quatre-vingt-dix après l'accident. Tenez...

Il tendit à Duval la photo d'un homme d'une trentaine d'années entouré de sa femme et de ses deux enfants.

– Il s'appelait Nico Ojevaar, dit Vouters d'une voix altérée par l'émotion. C'était un chic type, un fonctionnaire de la police judiciaire. Au moment du crash, il s'est rendu sur place pour prêter main-forte à ses collègues de l'Unité 4. Sans la moindre protection, au milieu de la fumée, il a porté secours aux rescapés. Dix-huit mois plus tard, il est mort à l'âge de trente-cinq ans des suites d'une leucémie aiguë et peu commune... Nico ne fumait pas, c'était un grand sportif. À mon avis, l'apparition de cette maladie est la conséquence directe des produits chimiques qu'il a dû inhaler sur le lieu de la catastrophe...

– Que disent les autorités ?

– Elles restent sceptiques, font la sourde oreille... Une enquête épidémiologique conduite par l'hôpital universitaire d'Amsterdam n'est pas parvenue à tirer de conclusion définitive sur l'origine de la série de symptômes décelés chez les habitants... Mais il n'y a pas de hasard dans cette affaire : quelque chose s'est passé depuis le crash.

– Ce que ma femme craignait est arrivé, soupira Chris. Les émanations de gaz toxique commencent à produire leurs effets sur les organismes des habitants de Bijlmermeer. Au premier crime, voilà qu'un nouveau crime s'ajoute.

– Aux dernières nouvelles, les autorités israéliennes prétendent pourtant que le DMMP à bord de l'avion était non toxique et était destiné à tester des filtres et des masques à gaz, s'exclama le médecin. Ils nous prennent pour des imbéciles ! J'ai moi-même examiné un certain Van Os qui a travaillé à proximité de la carcasse du Boeing. Les tests sont formels : son sang est infecté par la *Mycroplasma Fermentas Incognitus*, une bactérie très dangereuse semblable à celle qui a frappé certains soldats américains revenus de la guerre du Golfe.

Le Français se tut. Il sortit de son sac à dos un dessin représentant la coupe d'une queue de Boeing et le présenta à son interlocuteur :

– Voyez cette partie, dit-il à Vouters en traçant un

cercle autour de l'aileron gauche de l'appareil. Il est désormais établi qu'elle contenait de l'uranium appauvri. Vos pauvres patients ont dû inhaler, en plus des substances chimiques, des particules d'uraniomoxide...

Le médecin examina le schéma avec intérêt.

– Depuis la fin des années 60, poursuivit Chris, l'uranium appauvri est utilisé comme contrepoids dans les avions, dont les Boeing. Les tests indiquent que les températures des incendies, lors d'un crash, atteignent facilement 1 200° C. L'uranium appauvri s'oxyde rapidement et se pulvérise à partir de 500° C. Il y avait 450 kilos d'uranium appauvri, utilisé comme contrepoids dans le 747, il est donc très probable que tout le faubourg de Bijlmermeer sur lequel s'est écrasé le Boeing ait été largement contaminé par la poudre d'oxyde d'uranium. C'est ce qui explique que le syndrome de la guerre du Golfe s'apparente à celui que vous relevez chez vos malades.

Le docteur Vouters hocha la tête en signe d'approbation.

– Je crois que le mystère finira par être éclairci, dit-il. Les preuves deviennent trop nombreuses...

– Vous pouvez y joindre ce rapport, ajouta Chris en lui remettant un dossier. Ma femme l'avait commencé, je l'ai étoffé en y ajoutant des données relevées au cours de mon enquête sur les vétérans de la guerre du Golfe. Il faut que la vérité se sache, docteur. Il le faut à tout prix !

– Me permettez-vous une question ? dit alors Vouters en ajustant ses lunettes.

– Je vous en prie !

– Pourquoi mettez-vous tant de zèle dans cette affaire qui ne concerne pas votre pays ?

Chris lâcha un long soupir, puis déclara :

– Il faut que la signification de la mort équilibre la mort. Ma femme a été assassinée pour avoir osé dire la vérité : c'est en faisant éclater la vérité pour laquelle elle est morte que je la vengerai.

34

Washington, DC

La pluie tombait sans discontinuer sur Washington. Attablée dans un coin du *Brickskeller Dining House & Down Home Saloon*, Meg Jordan tournait et retournait sa fourchette entre ses doigts. « Ce retour aux sources me fera du bien », avait-elle songé lorsque Callaghan l'avait autorisée à profiter de ses vacances forcées pour se rendre à Washington. Sa mère et sa sœur, trop occupées à réparer la maison familiale malmenée par les dernières tempêtes, n'avaient pas beaucoup de temps à lui accorder. Elle était passée à l'université pour consulter un livre sur les armes bactériologiques écrit par un spécialiste allemand au lendemain de la Seconde Guerre mondiale. Mais elle n'avait pas eu le courage de rencontrer ses étudiants : sachant qu'elle était sur le point de retourner en Irak, elle avait préféré écourter sa visite pour ne pas éprouver un trop grand déchirement au moment du départ...

Everybody knows that the dice are loaded
Everybody rolls with their fingers crossed

Everybody knows the war is over
Everybody knows the good guys lost

La voix de Leonard Cohen résonna dans la salle, grave et chaude à la fois. Dehors, la pluie tombait toujours à verse, tambourinant sur les vitres. Meg jeta un regard par la fenêtre. Les taxis jaunes se faisaient héler tous les deux mètres par des piétons trempés. Une voiture de police filait à vive allure, gyrophare en action. « Quel ennui ! » songea-t-elle en sortant de son sac un paquet de *Stuyvesant*.

Everybody knows the fight was fixed
The poor stay poor, the rich get rich
That's how it goes
Everybody knows

Bercée par la mélodie, les yeux mi-clos, elle prit une cigarette, la ficha entre ses lèvres, puis posa son sac sur ses genoux pour y chercher des allumettes.

– Du feu ?

Cette voix, cette voix bien timbrée ne lui était pas inconnue. Elle releva lentement la tête pour dévisager l'homme qui lui tendait son briquet.

– Steve !

Son ancien amant se tenait là, un sourire énigmatique au coin des lèvres. Elle approcha sa cigarette de la flamme, l'alluma et lâcha en direction de son ex une bouffée de fumée blanche.

– Tu permets ?

Sans attendre sa réponse, Steve s'était installé en face d'elle. Il était très élégant dans ce costume anthracite qui s'adaptait aux lignes de son corps athlétique et soulignait la largeur de ses épaules. Sa chemise et sa cravate mauves mettaient en relief le bleu intense de ses yeux.

– Quel plaisir de te revoir ! fit-il d'un air enjoué. Qu'est-ce que tu deviens ?

De deux choses l'une : ou bien Steve jouait à l'indifférent en prétendant ne rien savoir de ses activités, ou alors son désintérêt à son égard était désormais tel qu'il n'avait pas pris la peine de se renseigner pour connaître la raison de son absence prolongée.

– Je suis actuellement en dehors de Washington.

– Tu poursuis tes recherches dans un autre centre ?

– Si on veut, dit Meg en souriant. Un centre de travaux pratiques...

– Ah ! fit Steve en se croisant les doigts. Et tu es heureuse ?

– Oui, répondit-elle après un bref moment d'hésitation. Et toi ?

La mine de Steve se renfrogna. Il posa sa main sur celle de Meg.

– Depuis que tu es partie, plus rien n'est comme avant. Je vis dans la grisaille. Je songe sans cesse à nos rencontres passées, à nos étreintes... Je n'arrive pas à te pardonner cette rupture brutale. Qu'est-ce qui t'a pris, Meg ? Tu n'avais pas le droit de foutre en l'air notre bonheur !

Meg le dévisagea d'un air sceptique, en plissant les yeux. Cet homme, elle le savait mieux que quiconque, était passé maître dans l'art de mentir. Comment osait-il lui reprocher son départ ?

Comment pouvait-il occulter toutes les promesses qu'il n'avait pas tenues ? Elle serra les lèvres et dégagea sa main de l'emprise de ses doigts. Steve n'avait pas changé : il cherchait toujours à avoir le beau rôle, à retourner la situation à son avantage, à la culpabiliser. En le revoyant, elle avait certes éprouvé un frisson. L'espace d'une seconde, son cœur s'était même arrêté de battre. Mais les quelques mots échangés avec Steve avaient suffi pour lui rouvrir les yeux. Où étaient la spontanéité de Rachid, son sens de l'humour, sa franchise ?

– Tu ne dis rien ? murmura-t-il.

– Je n'ai plus rien à te dire, répliqua-t-elle d'une voix ferme.

À peine avait-elle prononcé ces mots que la porte du restaurant s'ouvrit. Une femme aux cheveux roux, enveloppée dans un manteau de vison, fit son entrée. À ses oreilles étaient suspendues deux boucles en forme de grappes qui brillèrent de mille feux lorsqu'elle passa sous le lustre menant au vestiaire.

– Ta femme vient de débarquer, dit Meg sur un ton détaché.

Steve eut un haut-le-corps. Il blêmit et, sans un mot d'adieu, bondit hors de son siège et courut à la rencontre de sa douce moitié. D'un geste calme, Meg écrasa sa cigarette dans le cendrier.

35

Radwaniya, Irak

Flanqués d'une vingtaine de diplomates costumés, Meg et Chris emboîtaient le pas à Lady Virus. Le site de Radwaniya avait la dimension d'une ville : il s'étendait sur dix-sept kilomètres et regroupait une douzaine de villas, cinq lacs artificiels et plus de trois cents immeubles. Aux termes de l'accord conclu entre le secrétaire général de l'ONU et le président irakien, il avait été convenu que les inspections se poursuivraient et engloberaient les « sites présidentiels », à condition qu'elles se fissent en présence de diplomates censés veiller au bon déroulement des opérations et s'assurer, sur le terrain, de la prétendue bonne foi des Irakiens.

– Je commence à perdre patience, glissa Meg à l'oreille de Chris.

– Allons, du cran ! Tu en as vu d'autres...

– Jamais les Irakiens ne nous auraient autorisés à visiter ces palais s'ils n'avaient pas pris toutes leurs précautions et déménagé les pièces compromettantes. Et puis, les plans qu'ils ont mis à notre disposition ont été dessinés par leurs soins. Ils ont peut-être gommé des sous-sols entiers ou muré des issues.

– Ce qui m'inquiète, observa Duval, c'est que si nous ne disposons pas de preuves supplémentaires, le Conseil de sécurité risque de lever l'embargo et de mettre un terme à notre mission. Notre échec aura été cuisant !

Meg secoua la tête.

– Quelle frustration de connaître la vérité sans parvenir à la démontrer !

– Tu n'es pas la seule à connaître ce sentiment ! lui glissa Duval sur un ton goguenard. D'autres, avant toi, comme le grand Galilée, ont éprouvé une frustration plus grande encore : Galilée savait la vérité et était même capable de la démontrer, mais cette vérité dérangeait : il est passé à deux doigts du bûcher !

Au bout de dix heures d'inspection, la visite s'acheva dans la bonne humeur : sous le regard radieux de Lady Virus, les diplomates se congratulèrent, satisfaits d'avoir achevé leur mission sans accrocs et heureux d'avoir constaté, de visu, « l'esprit de coopération » des Irakiens... À ce moment précis, comme par enchantement, la cour extérieure du palais se remplit de journalistes.

Lady Virus sortit un miroir de son sac, ajusta la mèche qui lui tombait sur le front, s'humecta les lèvres, puis, s'avançant vers les caméras, souhaita la bienvenue aux « correspondants de la presse du monde entier ».

– Quel bilan tirez-vous de l'inspection des sites

présidentiels ? demanda une journaliste de *Der Spiegel*.

Lady Virus eut un sourire narquois.

– Vous devriez poser cette question aux diplomates ici présents qui ont accompagné les inspecteurs dans leur tournée ! Les faits ont démontré que l'Irak a raison à 100 % et que les États-Unis et l'ONU ont tort à 100 %. L'Irak a rempli toutes les obligations concernant son désarmement. Il ne reste plus au Conseil de sécurité qu'à lever l'embargo !

– Pourtant, le chef des enquêteurs de l'ONU continue d'affirmer que le dossier n'est pas clos et que l'Irak possède des armes prohibées, objecta le correspondant de CNN.

– L'un de nos quotidiens a qualifié le chef des enquêteurs de « chien enragé », un autre l'a traité de « menteur et hypocrite ». Pour ma part, tout ce que je peux vous dire, c'est que l'ONU se livre à des manœuvres douteuses pour maintenir l'embargo, et que son chef s'acharne à donner des jugements politiques plutôt que techniques sur le désarmement de mon pays. Quoi qu'il en soit, nous sommes déterminés à obtenir notre droit et nous allons recourir à tous les moyens pour atteindre cet objectif. L'Irak ne restera pas longtemps résigné face à ce jeu vil qui porte atteinte à son intégrité, surtout que l'ennemi américain est en même temps juge et partie !

Meg et Chris ne perdirent pas un mot de cette comédie. Postés en retrait pour échapper à la curiosité des cameramen, ils échangèrent un regard complice lorsque Leyla Husni eut achevé sa déclaration.

– C'est une menace voilée, observa Chris en levant ses sourcils.

– C'est une menace directe ! rectifia Meg.

36

Bagdad

L'hôtel Charif qui hébergeait le docteur Hamaoui se trouvait à proximité du souk de Bagdad. Tous les matins à 10 heures, flanqué de deux gardes du corps ayant la tête de l'emploi, le savant flânait entre les étals des marchands des quatre-saisons et ne rentrait à l'hôtel que sur le coup de midi. Rachid passa deux jours à l'observer et réussit, au bout du compte, à retracer le trajet exact que le savant irakien empruntait : la promenade commençait par une halte chez le premier vendeur de café qu'il trouvait sur son chemin et s'achevait avec l'achat du quotidien *As Saoura*, le journal du parti Baas au pouvoir, dans un kiosque situé au coin de la rue Hamidiyé.

Comment aborder le savant sans se faire coincer par son escorte ? Rachid fit la connaissance du vendeur de journaux, un adolescent prénommé Ali, et lui offrit un rafraîchissement. Tout heureux de compter un ami aussi généreux, Ali accueillit Rachid dans son kiosque et se confia à lui : un père estropié pendant le conflit irako-iranien, une mère presque aveugle, une dizaine de frères et sœurs à nourrir... Le Libanais fourra dans sa poche une liasse de dinars.

– « *As Saoura* », *min fadlak !*

Rachid reconnut le docteur Hamaoui malgré le chapeau mou qui lui couvrait la tête. Il avait le teint terreux de celui qui ne connaît pas le sommeil et les yeux cerclés de cernes. D'un geste prompt et d'une manière suffisamment discrète pour ne pas éveiller les soupçons des deux gardes du corps, Rachid glissa un billet à l'intérieur du journal. Hamaoui prit le quotidien, le plia en deux, le cala sous son aisselle, paya, puis s'éloigna en sifflotant. Ce n'est que deux heures plus tard, dans sa chambre d'hôtel, au moment de parcourir *As Saoura*, qu'il y découvrit le message qui l'informait que son évasion était programmée pour le lendemain.

De retour chez sa grand-mère, Rachid fut accueilli par Souraya. Elle avait noué ses longs cheveux en arrière et portait un tailleur vert qui lui allait à ravir.

– Ça te plaît ?

– Beaucoup ! On dirait une « *sitt* », une vraie dame !

– Tu aimes les « *sitt* » en tailleur, à ce que je vois.

– Qu'est-ce qui te fait dire ça ?

– La dame blonde de l'ONU. Elle te plaît, hein ?

– Tu sais, Souraya, ces jours-ci, j'ai plein de tracas, murmura Rachid avec lassitude. Je n'ai pas la tête à ces choses-là. J'arrive à peine à dormir ! Tu n'aurais pas des somnifères par hasard ?

Elle sourit :

C'est l'un des rares médicaments disponibles à la maison. Avant sa maladie, Téta en consommait chaque soir avant de dormir. L'effet était garanti : au bout de dix minutes, elle ronflait comme une locomotive.

La jeune fille disparut, puis revint quelques minutes plus tard en brandissant une boîte de *Halcion*.

– Vérifie la date de péremption, prévint-elle. C'est un stock ancien : aujourd'hui, il est impossible d'en trouver en pharmacie.

– Merci, Souraya. Tu es un amour ! dit-il en posant un baiser sur son front.

Il alla à la salle à manger, s'agenouilla au pied du buffet et récupéra sa précieuse mallette. Il posa le boîtier sur une table, se connecta au satellite, pianota un instant sur son clavier, et adressa ce court message à Meg :

Saladin à Schéhérazade :

Opération « Butterfly » amorcée. Attends tes instructions.

P.-S. : Comment s'est passé le voyage aux States ?

La réponse ne se fit pas attendre. Quelques minutes plus tard, le message de Meg s'afficha sur l'écran :

Schéhérazade à Saladin :

Un représentant des rebelles doit se rendre chez toi ce soir. Il t'aidera dans ta mission. Bonne chance. Fais attention à toi.

P.-S. : La prochaine fois, je t'emmène.

Rachid poussa un soupir de soulagement. « Elle m'aime encore ! » se dit-il en serrant un poing. Il craignait que ce qui s'était passé en Jordanie ne fût qu'un moment de faiblesse de la part de Meg, une amourette sans lendemain. Il redoutait qu'à la réflexion, elle ne changeât d'avis. Il tenait à Meg : il admirait sa force de caractère, son intelligence, son courage et, par-dessus tout, la beauté qui illuminait son visage, et ses cheveux blonds, ses cheveux d'ange, qui encadraient sa figure au teint clair. Il se leva et, comme un Sioux autour d'un totem, esquissa une danse autour de la table de la salle à manger en répétant : « Elle m'aime ! Elle m'aime ! Elle m'aime ! » Tout à coup, il s'immobilisa. Un sourire gêné lui plissa les lèvres : Téta se tenait dans l'embrasure de la porte et, les mains sur les hanches, le regardait d'un air surpris.

37

Rachid ne portait pas les Kurdes dans son cœur. Leur cause lui paraissait juste, mais il ne pouvait effacer de sa mémoire que, pendant la guerre du Liban, la plupart des francs-tireurs étaient des mercenaires recrutés parmi les réfugiés kurdes pour semer la terreur à l'aide d'un fusil à lunette. Déchiré entre la Syrie, la Turquie, l'Iran et l'Irak, ce peuple était devenu un pion aux mains des grandes puissances. Les États-Unis claironnaient qu'ils soutenaient les rebelles kurdes et les dissidents irakiens dans leur lutte pour renverser le régime. Mais les moyens mis à la disposition de ces opposants étaient trop faibles pour permettre une action décisive contre le régime irakien.

Le Kurde pénétra dans la chambre d'hôtel et salua Rachid en effleurant de la main son front et sa poitrine.

– Soyez le bienvenu, commença le Libanais.

– Sommes-nous en sécurité ici ? demanda l'autre en caressant sa barbe coupée en pointe.

– Personne ne me connaît ici. Et le gérant de l'hôtel est un ami.

Le Kurde hocha la tête.

– Mon nom est Ahmed. Je suis chargé de vous accompagner jusqu'au Kurdistan en compagnie du docteur Hamaoui.

– Comment franchirons-nous la frontière ?

Le Kurde eut un sourire qui dévoila ses dents abîmées. Il sortit un passeport et le tendit à Rachid qui le feuilleta.

– C'est un faux !

– Évidemment ! Avec le vrai, Hamaoui n'aurait aucune chance de traverser la frontière. Tout le monde connaît son nom, mais son visage n'est pas familier aux gens du pays. De toute façon, je ferai l'impossible pour éviter les barrages de l'armée irakienne.

– Peut-on les éviter ?

– Les montagnes kurdes sont mon domaine. Je connais chaque vallée, chaque sentier de ma patrie. Ne vous en faites pas !

Rassuré, Rachid exposa à Ahmed le plan d'évasion qu'il avait mis au point.

Le lendemain, Rachid se leva de bonne heure et se rendit chez Ali. Le vendeur venait de réceptionner les journaux, fraîchement sortis de l'imprimerie, et les exposait sur les présentoirs.

– Quoi de neuf aujourd'hui ?

– La même misère ! fit Ali en haussant les épaules.

Rachid lui tendit un billet de cent dinars.

– Je n'ai rien à faire ce matin, lui confia-t-il. Je veux bien prendre ta place. Va t'acheter une boisson.

Si tu veux, tu peux même aller faire un tour. Je veillerai sur ton kiosque.

Ali ne se le fit pas dire deux fois. Il donna à Rachid une tape amicale dans le dos et s'éclipsa. Au même moment, Ahmed se posta à l'entrée de l'hôtel Charif. D'une main, il portait un samovar contenant du café et, de l'autre, faisait tinter les trois gobelets qu'il tenait entre ses doigts.

– *Sabahoul kheir ! Tlété mén fadlak !*

Le docteur Hamaoui venait de sortir de l'hôtel, escorté de ses deux gorilles. Comme à l'accoutumée, il commanda trois cafés.

– *Choukran !*

Il remercia, paya, puis vida le gobelet que Ahmed lui avait remis. Les deux gorilles avalèrent le breuvage à leur tour et, sans un mot, rendirent les récipients au Kurde.

Au bout d'un moment, la frêle silhouette de Hamaoui apparut dans le lointain. Sa démarche était assurée, son pas vif. Derrière lui, les deux cerbères titubaient comme des ivrognes en quête d'équilibre. « C'est bon », songea Rachid en remerciant Souraya de lui avoir fourni un somnifère aussi efficace. Arrivé devant lui, le savant lui adressa un clin d'œil complice.

– Vous les avez drogués, hein ? souffla-t-il.

– Dans deux minutes, ils seront bons pour la sieste, répondit Rachid en lui tendant son journal.

Le premier sbire s'écroula sur le trottoir. Le second se pencha pour l'aider, et s'affaissa à son tour.

– Que se passe-t-il ? demanda une passante en s'arrêtant.

– Ce n'est rien, je suis médecin, fit le docteur Hamaoui en lui faisant signe de poursuivre son chemin. Juste un malaise à cause de la chaleur.

Ahmed accourut. Il aida Rachid et le docteur à transporter les deux gardes du corps jusqu'au kiosque d'Ali. Ils les couchèrent l'un sur l'autre à l'intérieur de la bicoque qu'ils fermèrent à double tour.

– Allons-y !

Ahmed disparut un court instant, puis revint au volant d'une Volvo blanche.

– Montez !

Rachid s'installa à côté du chauffeur, tandis que le docteur Hamaoui prenait place à l'arrière.

– Voici votre passeport, dit le Libanais. Aux barrages, souriez, faites comme si de rien n'était !

La Volvo démarra et prit le chemin du Nord.

Mossoul... Au temps des Abbassides, cette ville était une escale importante pour les caravanes qui faisaient la navette entre l'Inde ou la Perse et la mer Méditerranée. Dévastée par les Mongols au XIIIe siècle, reconstruite par les Ottomans, elle était devenue la troisième ville d'Irak. Rachid frémit : c'est là, dans ce lieu imprégné d'histoire, qu'il avait vu le jour. Ses parents y avaient séjourné pendant deux ans avant de prendre la décision de s'installer à Beyrouth...

– Halte !

Un barrage défendait l'entrée de la ville. Une dizaine de soldats armés de kalachnikovs et de lance-roquettes RPG 7, localement baptisés *« Al Nassira »*, encerclèrent la voiture. Un officier à la carrure imposante s'avança et réclama les pièces d'identité des trois hommes. Il fouilla le coffre du véhicule, puis fit signe à Ahmed de poursuivre sa route.

– Nous l'avons échappé belle ! murmura le docteur Hamaoui en s'épongeant le front.

– Courage ! La baraka est avec nous aujourd'hui : nous avons déjà parcouru 400 kilomètres sans être inquiétés !

– Combien nous reste-t-il à traverser ? demanda le savant.

– Quatre-vingt-quatre kilomètres nous séparent encore d'Arbil. Là-bas vous serez sous la protection des rebelles kurdes, mes frères. Un hélicoptère de l'*US Air Force* vous transportera jusqu'au PC des forces américaines à Manama.

La Volvo arriva enfin en vue d'Arbil, l'Arbèles des Anciens, non loin de la plaine où, en 331, Alexandre le Grand écrasa Darius III pour se proclamer roi de l'Asie.

– Nous avons réussi ! s'exclama Rachid en serrant les poings. L'opération « *Butterfly* » est ter...

Il n'acheva pas sa phrase : un vrombissement assourdissant avait subitement couvert sa voix.

– Que se passe-t-il ? s'exclama le docteur Hamaoui d'une voix alarmée.

– Je ne sais pas d'où ça vient, bredouilla Ahmed en consultant son rétroviseur.

– Ça vient d'en haut ! s'écria Rachid en passant la tête par la portière. Nous sommes pourchassés par deux hélicos irakiens.

Ahmed garda son sang-froid. Il écrasa l'accélérateur et fonça en direction de la ville.

– En principe, il existe une zone d'exclusion qui interdit aux appareils irakiens de survoler le nord du 36e parallèle, déclara Rachid en se carrant dans son siège.

– Mais Saddam ne reconnaît pas ces zones, observa Hamaoui. S'il veut ma peau, il l'aura !

– Cramponnez-vous ! s'écria Ahmed. Si nous arrivons à l'intérieur de la ville, nous avons de bonnes chances de leur échapper.

La Volvo se positionna en deuxième file et se mit à doubler les voitures qui roulaient sur sa droite.

– Attention !

Un camion-citerne déboulait dans le sens opposé. Voyant la Volvo qui lui barrait le passage, il freina avec une violence telle qu'il fit un tête-à-queue, dérapa et se coucha sur le côté. Ahmed, lui, demeura de marbre.

– Les deux hélicos sont au-dessus de nous ! aboya Rachid en rentrant sa tête. Le copilote nous fait signe de nous arrêter.

– Il peut courir, rétorqua Ahmed.

Une explosion répondit à sa réplique : un missile venait d'être lancé en direction de la Volvo.

– Plus vite ! hurla Ahmed en zigzaguant pour ne pas rester dans la ligne de mire des deux hélicoptères. Encore cinq cents mètres et nous sommes sauvés !

Un second missile, mieux ajusté que le précédent, explosa sur le côté gauche du véhicule, semant la panique sur la route envahie par les poids lourds et les taxis.

– Du cran, Ahmed, du cran ! Ahmed ?

Les yeux de Rachid s'écarquillèrent. Un éclat provenant du missile avait frappé le véhicule et atteint Ahmed à la tête. Le Kurde avait été tué sur le coup.

– Nous sommes foutus ! hurla le docteur Hamaoui tandis que la Volvo fonçait en direction du ravin.

– Sautez ! commanda Rachid en essayant de maîtriser le véhicule.

En même temps, Rachid et le docteur Hamaoui se jetèrent hors du véhicule qui plongea dans le vide, plana un court instant, puis piqua en direction de la vallée. Une explosion retentit bientôt, répercutée par l'écho.

Rachid se ramassa sur lui-même et se laissa rouler jusqu'au bord de la route pour échapper aux voitures qui arrivaient dans les deux sens. Le docteur Hamaoui n'eut pas ce réflexe : un motard qui arrivait de Shaqlawa ne parvint pas à l'esquiver et le percuta de plein fouet. Le médecin s'écroula et demeura immobile au milieu de la route. Rachid se releva en massant son épaule endolorie et fit un pas en avant pour lui porter secours. Mais au dernier moment, il dut se raviser : les deux hélicoptères irakiens venaient de se poser sur une esplanade, à quelques mètres de là. Sans réfléchir, Rachid fonça en direction de la Honda qui gisait sur la chaussée, loin de son conducteur qui avait mordu la poussière. Bien qu'endommagée, la moto était encore capable de rouler. Il l'enfourcha, appuya sur la pédale de démarrage et fila en direction d'Arbil.

38

Counter Terrorism Center,
CIA, Langley

Le général Nasser Omeiri avait beaucoup d'assurance dans le geste et dans la voix. Il n'était pas très grand de taille – un mètre soixante-cinq peut-être –, mais sa moustache en crocs et l'expression dure qui ne quittait pas son visage basané lui donnaient un air imposant.

– Le véritable danger ne vient pas seulement de l'anthrax, déclara-t-il d'un ton grave. Il vient aussi du VX.

Meg frémit. Ces deux lettres – V X – lui donnaient la chair de poule. Elle avait longtemps étudié les propriétés de ce liquide incolore, inodore, qui, au contact de l'oxygène, se transformait en un gaz mortel. Elle le savait dix fois plus toxique que le gaz sarin que la secte Aum avait utilisé à Tokyo en mars 1995, empoisonnant plus de 3 000 personnes dans le métro. Elle n'ignorait pas qu'en 1968, près de Dugway, aux États-Unis, un avion d'expérimentation avait pulvérisé du VX par erreur, provoquant la mort de 6 000 têtes de bétail. L'Irak avait longtemps nié avoir produit du VX. Après les enquêtes menées par l'ONU, il avait reconnu n'avoir produit que 260 litres de cet agent chimique. Lors de la désertion du général Abdallah, il avait enfin admis en avoir produit 3,9 tonnes, tout en jurant avoir détruit le stock dont il disposait...

Meg se redressa sur son siège et fixa son interlocuteur, un ancien officier de l'armée irakienne qui avait fui son pays en 1994. « Ses informations, avait prédit Callaghan, pourraient nous orienter vers une nouvelle direction. »

– L'Irak a réussi à maîtriser la production de gaz neurotoxique VX à la fin de l'année 1987 avec l'aide de savants allemands.

Meg lâcha un soupir qui en disait long sur l'opinion qu'elle se faisait des scientifiques occidentaux qui avaient aidé le régime irakien à produire des armes de destruction massive.

– Les dirigeants irakiens ont pourtant réfuté ces informations, observa Callaghan en se croisant les bras. Le Premier ministre répète sans cesse que Bagdad a déjà fourni tous les documents qui prouvent que les tentatives des Irakiens pour stabiliser un produit aussi volatil que le VX ont échoué. Il prétend que jamais l'Irak n'a réussi à équiper les ogives de ses missiles de gaz VX.

Se tournant vers l'officier irakien, il lui demanda :

– Dans quelles circonstances précises l'Irak a utilisé le VX comme arme de combat ?

– Au cours de l'une des plus grandes batailles de la guerre contre l'Iran, répondit le général. Nous avons utilisé des missiles équipés de VX au cours de la bataille de la presqu'île de Fao, au sud de mon pays. L'endroit était occupé depuis deux ans par les Iraniens, et Saddam voulait en finir.

– Pensez-vous qu'il existe encore en Irak des ogives équipées de VX ?

– D'anciens soldats qui étaient sous mon commandement et qui n'ont pas eu la possibilité comme moi de quitter le pays m'ont fait parvenir des informations concordantes *via* des voyageurs étrangers. Selon ces informations des missiles contenant du VX seraient enterrés dans le site de Taji ou enfouis dans le lit même du Tigre, non loin de Tikrit.

Callaghan et Meg se consultèrent du regard : ils avaient encore du pain sur la planche !

39

Bagdad

Ce qui s'était réellement passé, Rachid le découvrit en parcourant *Babel* – le quotidien dirigé par Oudaï, fils aîné de Saddam Hussein – dans le taxi qui le ramenait à Bagdad. Le journal faisait état de l'arrestation du « traître » Yasser Hamaoui, incarcéré par la police militaire après son arrestation sur la route du Nord, muni d'un faux passeport. « L'indiscrétion d'un des chefs des rebelles kurdes a permis à nos services spéciaux de déjouer le plan diabolique ourdi par le Satan américain. » Rachid secoua la tête : ainsi, la mission avait avorté par la faute d'un rebelle kurde à la langue pendue. Il serra les poings. À l'égard de son employeur, il avait échoué. Mais cet échec ne lui était pas imputable. C'est à la CIA qu'il incombait de veiller au secret des opérations ! « J'ai failli y laisser ma peau ! » se dit-il en pensant à la course-poursuite qu'il venait de vivre.

Un frisson lui parcourut tout à coup le corps : avait-il été démasqué par les services de renseignement irakiens ? Ils avaient sans doute interrogé Ali et le docteur Hamaoui, et possédaient désormais son signalement. Il lui fallait donc se résoudre à vivre dans la clandestinité. Jusqu'au jour où...

– Plus vite ! ordonna-t-il au chauffeur.

Un soupçon l'avait subitement assailli : les services de renseignement avaient-ils localisé son logis chez Téta ? Il s'en voulut d'avoir mêlé sa famille à une mission aussi dangereuse. Il ferma les yeux, revit le visage de Souraya et celui de sa grand-mère. Leur était-il arrivé malheur ?

Arrivé à destination, Rachid régla la course et mit pied à terre. D'un pas lent, il s'approcha de la maison qui l'hébergeait. Il se mordit les lèvres. Il avait vu juste : quelque chose venait de se produire... Il contourna la maison, vérifia qu'aucun véhicule n'était garé à l'entour, puis, rasant les murs, s'approcha de la fenêtre de la cuisine. Ce qu'il vit lui coupa le souffle : les assiettes jonchaient le sol ; la table et les chaises étaient renversées, comme si la pièce avait été le théâtre d'une lutte sauvage. Il ouvrit la fenêtre et se glissa à l'intérieur. Il tendit l'oreille : des sanglots, en provenance de la salle à manger, lui parvinrent. Il traversa la cuisine en prenant soin de ne pas piétiner les débris et pénétra dans la salle à manger.

Agenouillée au pied de sa grand-mère, Souraya pleurait. Elle avait les habits déchirés, les bras lacérés ; sa chevelure ébouriffée lui masquait le visage. Sur son cou, une mince ligne rouge marquait la trace d'une lame de couteau.

– Souraya ! chuchota Rachid.

La jeune fille sursauta et se retourna. Elle essuya ses larmes du revers de la main, se redressa et se blottit contre Rachid.

– Ils sont partis ? demanda-t-il en lui caressant les cheveux.

– Ils ont promis de revenir, balbutia-t-elle. Ils nous ont interdit de bouger.

Elle fondit en pleurs. Prostrée dans son coin, Téta répétait comme un automate :

– Pourquoi ? Pourquoi ?

– Ils t'ont brutalisée ? reprit Rachid en faisant courir ses doigts le long de son cou.

– Ils m'ont battue, murmura-t-elle. Ils voulaient savoir depuis quand tu étais là, ce que tu faisais, qui tu fréquentais.

– Que leur as-tu dit ?

– La vérité : que tu étais venu nous rendre visite.

– Il faut que je vous sorte d'ici ! lâcha Rachid.

Il s'accroupit, chercha sa mallette sous le buffet et brancha l'appareil. Il entra son code d'accès et envoya un message urgent à Ferguson. Cinq minutes plus tard, la réponse s'afficha sur l'écran :

Je vous envoie ce qu'il faut. Pour ce qui vous concerne, disparaissez un moment de la circulation.

« Disparaître de la circulation » dans un pays quadrillé par les *moukhabarats*, les services de renseignement ? Facile à dire ! Il rangea son appareil et rejoignit Souraya et Téta qui rassemblaient leurs effets dans une valise. Un quart d'heure plus tard, une Mercedes grise s'arrêta devant la maison. Rachid jeta un coup d'oeil par la fenêtre et reconnut Bull qui le salua en agitant la main.

– Allez-y ! commanda-t-il en ouvrant la porte.

– Où allons-nous ? demanda Téta.

– En Jordanie, puis au Liban.

Elle s'immobilisa.

– Je ne veux pas quitter ma maison ! décréta-t-elle en se carrant dans un fauteuil.

– Vite ! Téta, je t'en prie, supplia Souraya. Les brutes vont revenir.

– Qu'ils reviennent ! Je veux mourir chez moi !

Perdant patience et craignant l'arrivée des Irakiens, Rachid souleva sa grand-mère, la prit dans ses bras et la transporta de force jusqu'à la voiture.

– Bon courage ! dit le Libanais en refermant la portière derrière les deux femmes.

Souraya baissa la vitre et lui demanda d'un air surpris :

– Tu ne viens pas avec nous ?

– On se reverra au Liban, Souraya. J'ai encore une revanche à prendre.

40

La chambre du *Blue Hotel* était une vraie fournaise : la température extérieure avoisinait 40° C et le climatiseur – un appareil hors d'âge – ne fonctionnait pas.

– Tu m'as manqué ! commença Rachid en attirant Meg vers lui pour la serrer dans ses bras.

Contre toute attente, le jeune fille se dégagea de son étreinte.

– Qu'est-ce qui t'arrive ? demanda-t-il en fronçant les sourcils.

Elle ne répondit pas. Elle s'assit au bord du lit et se prit la tête entre les mains. Elle semblait oppressée, habitée par une sourde douleur intérieure.

– Qu'est-ce qui t'arrive ? répéta Rachid d'une voix alarmée.

Meg releva la tête. Elle était d'une grande pâleur. Ses yeux étaient cernés.

– Je n'ai pas dormi depuis deux jours, lâcha-t-elle d'une voix à peine perceptible.

– Tu es souffrante ?

– Non, répondit-elle. J'avais peur pour toi.

Rachid sourit et passa un bras autour de ses épaules.

– Je suis là, Meg. Ne t'en fais pas.

– Je te connais à peine, Rachid. Tout s'est passé trop vite entre nous... Nous n'aurions pas dû.

Rachid desserra les lèvres pour répliquer. Mais Meg l'en empêcha en collant sa main sur sa bouche.

– Laisse-moi poursuivre...

Elle darda son regard dans ses yeux.

– J'ai dépassé l'âge des amourettes. J'ai souffert le martyre avec cet homme, Steve, qui m'a fait perdre les plus belles années de ma vie. Avec toi, c'est différent, je le confesse, mais tu vis au Liban et je rentrerai bientôt à Washington.

– Je ne comprends pas ton attitude, Meg. Hier encore, tu m'écrivais que tu souhaitais m'emmener avec toi aux States... Aujourd'hui, tu doutes... Que veux-tu m'entendre dire ? Que j'irai jusqu'au bout du monde avec toi ? Que mes sentiments pour toi sont sincères ?

– Ce n'est pas ça, Rachid. Mais ne précipitons pas les choses... Tout va trop vite !

Rachid explosa.

– Tout va trop vite parce que nous vivons sur le fil du rasoir. Entre toi et moi, dès notre première rencontre, quelque chose de magique s'est produit. Doit-on attendre la fin de cette mission pour oser se dire « je t'aime » ?

Il s'assit à côté de Meg et enfouit sa tête dans ses cheveux blonds.

– Excuse-moi, Rachid, murmura-t-elle en lui caressant le cou. J'ai eu si peur que je m'en voulais presque d'être si attachée à toi. Quand O'Connor m'a appris que l'opération « *Butterfly* » avait avorté, j'ai failli avoir une attaque.

Elle s'éclaircit la voix, puis acheva :

– Je ne veux plus souffrir, Rachid. Je rêve d'un amour simple, sans complications, sans angoisses...

– S'il existait, cet amour-là, on le vendrait sous forme de pilule ! riposta Rachid.

– Tu as sans doute raison, reconnut Meg en secouant ses cheveux dorés.

Rachid se releva et se mit à arpenter la pièce, les mains enfoncées dans les poches de son pantalon.

– Cette maudite mission va me rendre fou, marmonna-t-il. J'ai failli y passer. Ma famille a frôlé la mort. Et nos découvertes ne sont pas à la hauteur de ce qu'on attend de nous.

Meg baissa le menton sans rien dire.

– Je suis traqué comme un renard. S'ils découvrent que je suis dans cet hôtel, les Irakiens me découperont en morceaux. Ils ont déjà ratissé tous les hôtels de la capitale et ils font circuler mon signalement. Heureusement que le gérant est des nôtres. J'ai envie de tout laisser tomber.

– Ne dis pas ça ! Tu sais très bien que cette mission est vitale pour l'avenir de la planète.

Rachid eut un sourire narquois.

– Tu me fais rire, Meg, avec tes idées toutes faites et tes beaux principes ! Moi, si j'ai accepté cette mission, c'est parce que j'avais besoin d'argent, c'est tout.

– Tu dis n'importe quoi, Rachid ! Doutes-tu un seul instant de la mauvaise foi de Lady Virus ?

– L'Inde et le Pakistan ont procédé en toute

impunité à des essais nucléaires. L'Iran a testé un missile à longue portée, sans que le monde se mobilise pour le sanctionner sérieusement. Israël possède un arsenal terrifiant qui n'a jamais suscité la moindre objection. Pourquoi deux poids deux mesures ?

– Tu oublies l'invasion du Koweit ? Tu oublies les milliers de morts ?

Rachid se tut un moment. Une expression de perplexité se peignit sur son visage.

– La partie que nous jouons est ridicule, affirma-t-il. Nous ne pouvons ni passer au peigne fin toute la Mésopotamie, ni vider les cerveaux de tous les scientifiques irakiens. Et puis... l'administration américaine joue peut-être un double jeu. Qui sait ? Peut-être est-elle de connivence avec ceux qu'elle feint de combattre aujourd'hui ? Elle n'est pas étrangère aux mouvements fondamentalistes qui ont émergé ces dernières années ; elle critique Kadhafi mais ne fait rien pour le combattre ; elle soutient inconditionnellement Israël, même quand Sharon a tort, au risque de se mettre à dos tout le monde arabe... Elle mobilise l'ONU selon son bon vouloir, s'érige en gendarme du monde pour combattre les malfrats qu'elle a elle-même armés, et lance des expéditions punitives avant même d'avoir établi les responsabilités. Trouves-tu cela normal ?

– Tu es trop idéaliste, Rachid ! Un de mes écrivains préférés, Arthur Koestler, a déclaré un jour, avec beaucoup de justesse, que « la politique peut être relativement honnête aux moments où l'Histoire suit un cours paresseux ; à ses tournants critiques, la seule règle possible est le vieil adage selon lequel la fin justifie les moyens »...

– Mais tout n'est pas permis, Meg ! Il y a un minimum de décence, de pudeur... On ne peut pas se considérer comme le champion des droits de l'homme et affamer le peuple irakien ou tolérer le massacre perpétré par Tsahal dans le camp de Jénine !

– Tu mélanges tout ! Et puis, arrête de cogiter comme ça ! Nous avons une mission, nous devons la mener à bien sans se poser de questions.

– Je suis au bout du rouleau, fit Rachid avec lassitude.

– Nos chefs exigent des résultats au plus vite ; l'opinion américaine réclame des actions décisives contre le terrorisme. Le temps joue contre nous. La découverte d'un ou deux obus chargés de gaz moutarde n'est rien à côté des quantités d'anthrax ou de VX que nous n'avons pas encore réussi à trouver... Nous avons besoin d'un coup d'éclat.

Rachid posa une main sur son front.

– Nous ne pouvons pas continuer à jouer indéfiniment ce jeu de cache-cache. Pour obtenir ce que nous cherchons, nous devons trouver le moyen de saisir des documents secrets ou d'interroger de hauts responsables irakiens.

– Nous avons tenté l'opération avec Hamaoui... Mais voilà !

Le Libanais serra les poings.

– La clé du mystère se trouve chez Lady Virus, affirma-t-il. Il faut la coincer. À tout prix !

Un long silence s'installa.

– N'avons-nous pas mieux à faire que de parler de cette sorcière ? murmura Rachid en posant un regard appuyé sur les seins de Meg qui pointaient sous la soie de son chemisier.

– Comme quoi ? demanda-t-elle en lui caressant la joue du revers de la main.

– Comme faire l'amour, lui souffla-t-il dans le creux de l'oreille.

– Tu sais, Rachid, le travail et le sexe sont deux droites parallèles qui ne doivent jamais se rencontrer. Autrement...

Elle ne poursuivit pas sa phrase : avec une violence passionnée, Rachid colla ses lèvres contre les siennes et la fit basculer en arrière. Meg ne résista pas.

41

– Une inspection dans le lit du Tigre ? Vous êtes fous ?

Lady Virus réagit violemment à la proposition de Meg. Elle consulta du regard les officiers irakiens qui prenaient part à la réunion, puis affirma d'une voix ferme :

– Vous savez, le Tigre est long de plus de 1700 kilomètres... Vous ne trouverez jamais ce que vous cherchez.

Elle leva l'index, puis enchaîna :

– Si tant est qu'il existe quoi que ce soit au fond du Tigre !

– Nous disposons d'informations dignes de foi, affirma Duval. À quoi bon nous cacher la vérité ? Déterrons ces armes et finissons-en !

– Il ne sert à rien d'être transparent avec vous, répliqua Leyla Husni avec force. Nous vous avons remis des centaines de documents et vous n'êtes toujours pas rassasiés. Votre acharnement m'écœure.

– Ce qui m'écœure, rétorqua Meg, c'est qu'une femme comme vous permette que des armes de destruction massive prolifèrent dans son propre pays.

– Je ne vous ai pas adressé la parole, coupa Lady Virus.

Penchée en avant, Meg frappa la table de son poing :

– Je n'ai pas à vous demander l'autorisation de parler, reprit Meg. Que ça vous plaise ou non, nous irons demain au point que nous fixerons pour fouiller les profondeurs du Tigre !

Lady Virus quitta son siège.

– Je vous souhaite bien du plaisir ! lâcha-t-elle en haussant les épaules.

Le convoi de l'ONU prit la route menant au point désigné par le général Omeiri, non loin de la ville de Tikrit, escorté par une demi-douzaine de jeeps irakiennes.

– Lady Virus les accompagne ! glissa Chris à Meg.

La jeune femme se retourna.

– Où est-elle ?

– Elle est vêtue d'un treillis et porte une casquette militaire et des lunettes noires. Elle cherche à passer inaperçue.

– Si elle est du voyage, c'est qu'elle craint quelque chose : nos informations sont donc exactes.

Trente kilomètres plus loin, le cortège fit halte. Les inspecteurs descendirent pour acheter des rafraîchissements. Meg sortit ses jumelles et se mit à balayer le paysage. Tout était calme. Sous un palmier, deux dromadaires ruminaient, agenouillés dans la poussière. Des femmes voilées longeaient le Tigre en discutant... Tout à coup, l'Américaine sursauta. Elle venait d'apercevoir, dans le lointain, sur la voie ferrée de Mossoul, une locomotive qui filait à toute allure. Elle ajusta ses jumelles et plissa les yeux. La locomotive ne tractait qu'un seul wagon, un wagon énorme recouvert d'une bâche couleur de sable.

– Tu as ton appareil photo, Chris ?

– Oui, répondit-il en sortant de son sac une caméra *Canon* munie d'un puissant téléobjectif.

– Vise le train sur ta gauche et fais-moi une série de clichés !

Duval braqua son téléobjectif sur le train et s'apprêtait à photographier le wagon quand, d'un geste brutal, quelqu'un lui arracha l'appareil des mains.

– Confisqué !

Le soldat irakien qui s'était permis cet acte ouvrit le boîtier de la caméra et retira la pellicule qu'il fourra dans la poche de son treillis.

– Vous n'avez pas le droit ! hurla Meg en bondissant sur le militaire.

Le soldat arma son fusil d'assaut, un *AKS* polonais, et le pointa en direction de Meg.

– Vous entravez le travail des inspecteurs de l'ONU, vous n'avez pas le droit.

– Mon fusil me donne le droit de vous empêcher de photographier ce train, riposta le soldat.

Il tourna les talons et s'éloigna. Meg le vit se pencher sur Lady Virus et lui remettre la pellicule confisquée.

– Elle me le paiera, maugréa Meg. Je te jure, Chris, qu'elle me le paiera !

Arrivés à destination, les inspecteurs déballèrent leur matériel de plongée. Meg enfila sa combinaison, fixa la bonbonne d'oxygène, chaussa ses palmes et ajusta son masque.

– Où as-tu appris à plonger ?

– Au club de vacances. À l'époque, je plongeais pour admirer les poissons, pas pour déterrer les missiles. Tu ne descends pas ?

Chris leva les bras au ciel.

– J'ai horreur des profondeurs. Je préfère ne pas tenter l'expérience...

– Eh bien, tu tiendras compagnie à Lady...

Elle s'interrompit : à quelques mètres de là, Lady Virus enfilait une combinaison de plongée.

Une heure durant, les hommes-grenouilles sondèrent les profondeurs du Tigre. En vain. Munie de son projecteur, Meg plongea à quatre reprises dans des points différents. À chaque fois, elle remonta à la surface avec une moue dépitée. Pour passer le temps, Duval se mit à flâner le long de la berge en fredonnant un air d'opéra. « Nous tournons en rond, se dit-il. Nous allons nous ridiculiser ! »

Le soleil tapait fort. De grosses gouttes de sueur perlaient sur son front. Brusquement, il s'arrêta : des traces dans le sable venaient d'attirer son attention. Des traces de pneus et, un peu plus loin, une immense empreinte rectangulaire. Il s'accroupit pour les examiner de plus près : les traces de pneus étaient larges, pareilles à celles que laissent les poids lourds dans la boue. L'empreinte rectangulaire était profonde. « Il s'agit d'une caisse très pesante, pensa

Duval. En béton ou en acier. » C'est alors que tout s'imbriqua dans sa tête. Les pneus, la caisse, le train... Une fois de plus, les Irakiens avaient déplacé leurs missiles avant l'arrivée des inspecteurs. Il aspira un grand bol d'air qu'il expira lentement.

– Meg va devenir folle ! bougonna-t-il.

Meg ne perdit pas son sang-froid lorsque les empreintes dans le sable s'offrirent à ses yeux. Elle rejeta ses cheveux mouillés en arrière, monta dans la Nissan sans mot dire, prit le volant et fit signe au reste du convoi de la suivre. Malgré la fatigue, la jeune femme avait décidé de ne pas rentrer bredouille. Elle déplia la carte du général Omeiri sur ses cuisses et se dirigea à toute allure vers le site de Taji, au nord du pays. Au bout d'un trajet épuisant, le convoi parvint en vue de l'endroit.

– Où est le détecteur de métaux ? demanda-t-elle dans la radio à ses acolytes. Actionnez-le et quadrillez le site !

Les inspecteurs obéirent. Quelques instants plus tard, l'un d'eux poussa un cri triomphal : le signal sonore venait de se déclencher, annonçant l'existence d'un métal dans le sol.

– Sortez le matériel !

Sous les yeux horrifiés de Lady Virus, trois inspecteurs retroussèrent leurs manches et, à l'aide de pelles, se mirent à creuser la terre autour du point repéré.

– Les fragments d'un missile ! s'exclama Duval après un moment.

– Les restes des missiles détruits par les Irakiens

sont aussi compromettants que les missiles eux-mêmes, observa Meg en se frottant les mains. Ils peuvent tout aussi bien nous révéler la présence de VX dans les ogives et confirmer nos soupçons.

Se tournant vers les « cow-boys » qui l'accompagnaient, elle s'écria en levant le poing :

– Excavez-les !

Deux hommes enfilèrent combinaisons, masques à gaz et gants et recueillirent les fragments du missile avec précaution.

– Ils seront envoyés dès demain dans un laboratoire militaire américain, annonça Meg en lançant un regard noir en direction de Lady Virus. Qui vivra, verra !

42

Le message de Meg s'afficha de bon matin sur l'écran de Rachid :

Schéhérazade à Saladin :

Les fragments d'ogives excavés ont révélé la présence de VX. Le verdict de la US Army's Aberdeen Proving Ground *à Maryland est accablant. Lady Virus conteste ces résultats au motif qu'ils ont été réalisés dans un laboratoire américain. Elle a demandé l'envoi des échantillons à d'autres laboratoires indépendants, en France, en Russie et en Chine. Je craque. Que suggères-tu ?*

Rachid posa son rasoir électrique sur le rebord du lavabo et se rinça abondamment le visage à l'eau froide. Il prit le temps d'élaborer la réponse dans sa tête et s'assit derrière son clavier.

Saladin à Schéhérazade :

Je suggère une rencontre pour te faire part d'une découverte importante.

P.-S. : Je te promets que, cette fois-ci, les deux droites parallèles ne se rencontreront pas.

Une heure plus tard, Meg débarqua tout essoufflée au *Blue Hotel.*

– Qu'est-ce qui t'arrive ? demanda Rachid en refermant la porte derrière elle.

– On m'a suivie. Une *Range Rover* aux vitres teintées... J'ai dû faire quinze fois le tour de la ville pour la semer !

Il frémit.

– Tu en es sûre ?

– Sûre et certaine ! Je suis devenue une vraie pro dans l'art de déjouer les filatures.

Visiblement inquiet, le Libanais alla à la fenêtre et écarta les rideaux. La rue était déserte. Seul, un chat noir trônait au sommet d'une poubelle remplie de détritus.

– Je ne sais plus si je suis en sécurité ici. Il vaut mieux éviter de se voir pendant un moment...

– Mais c'est toi qui m'as demandé de venir ! répliqua Meg sur le ton du reproche.

– Je sais... Je sais... Je ne peux pas m'en empêcher ! Et puis, le temps presse : les dirigeants irakiens sont sur le point de geler toutes les activités de l'ONU en Irak.

– Encore ! D'où tiens-tu cette information ? demanda Meg, interloquée.

– De Ferguson. Il paraît que Lady Virus n'est plus prête à coopérer avec vous.

– Ah ! Parce que jusqu'à présent, elle coopérait ?

Rachid éclata de rire. Il s'attabla derrière son ordinateur.

– Approche !

Meg obtempéra et posa le menton sur son épaule.

– Voici le plan de l'Irak et voici le bip émis par le micro-émetteur que j'avais dissimulé dans la jeep de Lady Virus, expliqua Rachid..

– Et alors ?

– En observant attentivement le voyant qui indique les lieux fréquentés par Lady Virus, je me suis aperçu qu'elle se rendait très souvent dans un lieu où, *a priori*, elle n'a rien à faire.

– Où ça ?

– Un centre agricole, baptisé « Ghanam » et situé à dix kilomètres de Bagdad, affirma Rachid. Régulièrement, elle se rend en voiture à cet endroit.

– Bizarre...

– C'est aussi ce que je me suis dit.

Meg fronça les sourcils et réfléchit un instant.

– Allons-y ! décida-t-elle.

– Où ça ?

– Au centre agricole.

– Ensemble ?

– Pourquoi pas ? C'est la mission de la dernière chance. Si nous échouons, autant mourir ensemble.

– Ne sois pas pessimiste, dit Rachid en lui prenant la main. Il arrive toujours un moment où la chance change de camp. Je crois que ce moment est enfin arrivé.

43

Meg et Rachid garèrent la Nissan au bord de la route, à cinq cents mètres de l'usine agricole. Ils mirent leur sacoche en bandoulière et, le dos courbé, s'avancèrent en direction du complexe, formé d'un bâtiment central entouré d'une quinzaine de hangars.

– Fais gaffe, Meg, chuchota Rachid. Une caméra surveille les alentours de l'usine.

Ils se jetèrent à plat ventre et temporisèrent. Le Libanais sortit ses jumelles et les braqua sur la caméra.

– On y va : elle filme l'autre côté. Go !

Ils se relevèrent et foncèrent en direction de l'usine, pliés en deux pour ne pas être repérés.

– Elle revient ! avertit Rachid.

Ils s'accroupirent à nouveau dans le sable et demeurèrent dans cette position, le temps de sortir du champ de la caméra. Ils se redressèrent d'un bond et couvrirent au pas de course les cinquante mètres qui les séparaient du premier hangar. Plaqués contre les murs en tôle, ils s'avancèrent en retenant leur souffle.

– Attention ! murmura Meg en s'immobilisant.

Rachid serra les dents : un homme, vêtu d'un

treillis et muni d'un talkie-walkie, lui tournait le dos. Il montait la garde devant l'entrée du hangar. Que faire ? Revenir sur ses pas ? Impensable ! La caméra aurait tôt fait de les repérer !

Rachid posa sa sacoche à terre et sans faire de bruit en sortit un coutelas de guerre. Meg lui pinça le bras pour le dissuader d'aller plus loin. Il ne répondit pas : il s'approcha du gardien et, d'un bond, comme un félin qui fond sur sa proie, se jeta sur lui. D'une main, il le musela, de l'autre, il lui enfonça le couteau dans le dos. L'Irakien s'effondra. Se tournant vers Meg, Rachid lui fit signe de le rejoindre. Elle hésita un court moment, puis obéit. Le Libanais décrocha le trousseau que l'Irakien portait à la ceinture, choisit une clé au hasard, puis l'engagea dans la serrure du gros cadenas qui bloquait l'ouverture de la porte coulissante du hangar.

– Ce n'est pas la bonne ! grommela-t-il en jetant un regard circulaire autour de lui.

– Plus vite ! Plus vite ! souffla Meg en se mordant le poing.

– Essayons celle-ci.

La serrure céda. Rachid décrocha le cadenas et, lentement, fit coulisser la porte.

– Aide-moi à le transporter ! murmura-t-il en tirant le corps du gardien vers l'intérieur.

Meg prit l'Irakien par les pieds et le souleva. Dès qu'il fut dans le hangar, Rachid referma la porte.

– Ouf ! J'ai eu chaud ! lâcha Meg en portant la main à son cœur.

Rachid sortit une torche de sa sacoche et se mit à inspecter l'endroit.

– Qu'est-ce que c'est ? murmura-t-il en braquant le pinceau lumineux sur un énorme objet qui occupait une bonne partie du hangar. Soulève la bâche !

L'Américaine se mordit la lèvre. Elle sortit son masque à gaz, le coiffa, enfila ses gants et, d'un geste brusque, souleva le prélart. Un cri lui échappa. Rachid orienta le faisceau de sa torche en direction de l'objet qu'elle venait de dévoiler :

– Un avion !

C'était un avion agricole destiné à pulvériser les insecticides et les fongicides sur les récoltes. Meg en avait déjà vu plusieurs dans la campagne californienne : l'avion volait en rase-mottes et répandait par poudrage une substance pulvérulente sur les plantes. Rachid s'approcha du cockpit et l'éclaira avec sa torche. Le siège du pilote avait été supprimé et avait été remplacé par une caméra reliée à un ordinateur.

– Qu'est-ce que ça signifie ? s'interrogea Meg en fronçant les sourcils.

– C'est un avion sans pilote ! s'exclama Rachid. Ils ont converti ce monoplace en avion téléguidé.

Meg prit une torche dans sa sacoche, l'alluma, puis se coucha sous la carlingue pour examiner les tuyaux de pulvérisation.

– C'est un *M-18* de fabrication polonaise, observa Rachid en déchiffrant la plaquette apposée sur le fuselage de l'appareil.

– Connais pas ! fit Meg en se relevant.

Elle fit le tour du hangar, souleva un autre prélart et poussa un cri :

– On les tient !

Rachid accourut.

– Qu'est-ce que tu racontes ?

– Regarde !

Il écarquilla les yeux : des dizaines de barils se trouvaient là, soigneusement alignés. L'étiquette qui les ornait portait une tête de mort mal dessinée et, en petits caractères, le mot « Anthrax ».

– Éloignons-nous ! balbutia Rachid en reculant. C'est peut-être dangereux !

Il prit Meg par le coude et l'entraîna en direction de la sortie.

– Ils utilisent ce genre de machine pour pulvériser de l'anthrax, fit-elle en ôtant son masque à gaz. Tout l'appareil a été modifié, adapté, pour répandre des bactéries mortelles au lieu de pulvériser des insecticides. Il est probablement capable de voler à très basse altitude et d'échapper aux radars.

Elle se tut un moment, puis ajouta :

– Cent kilos de spores d'anthrax déversés par un appareil comme celui-ci sur une grande ville peuvent tuer trois millions de personnes.

Rachid tressaillit.

– Comment peuvent-ils stocker de l'anthrax dans un dépôt pareil, sans conditionnement ?

– C'est de l'anthrax en poudre, répondit Meg. Grâce à des séchoirs appelés *spray dryers*, on déshydrate par lyophilisation les bactéries liquides qui requièrent une réfrigération : on les transforme en des spores de charbon qui sont extrêmement stables et qui peuvent être stockées sous la forme d'une poudre sèche dans des conditions normales.

– On les a eus, ces salauds, fit Rachid en brandissant un poing rageur. On les a eus !

Il s'approcha de Meg et la serra contre lui.

– On ne va pas faire l'amour ici, entre un cadavre et des barils d'anthrax, fit-elle en le repoussant.

Il s'esclaffa :

– Pardonne-moi ! C'est plus fort que moi !

Meg se ressaisit, sortit de sa sacoche le *Canon* emprunté à Duval, actionna le flash et mitrailla l'avion et les barils d'anthrax.

– Allons-y ! proposa Rachid en se penchant sur l'Irakien pour le déposséder de son arme, un fusil-mitrailleur *Heckler and Koch G3*. Passons à autre chose !

Ils sortirent du hangar, refermèrent la porte derrière eux, et se dirigèrent vers le bâtiment qui leur faisait face.

– C'est probablement là qu'ils stockent leurs archives ! observa Rachid.

– C'est trop risqué, objecta Meg. Il vaut mieux qu'on rentre.

– Ne te dégonfle pas ! Si on part d'ici, toutes les archives seront déplacées ou détruites... Tout sera à refaire.

Il s'interrompit : dans la cour, il venait d'apercevoir la jeep de Leyla Husni.

– Ce monstre est à l'intérieur du bâtiment, balbutia-t-il.

– Alors restons ! lâcha Meg en serrant les poings.

Rachid réfléchit un moment, évalua la situation, puis déclara :

– Entrer en douceur est impossible. Il faut tenter le tout pour le tout !

– C'est-à-dire ?

– Attaquer de front ! fit-il en armant le fusil-mitrailleur. Tu as ton revolver ?

Meg fit oui de la tête.

– Tu sais l'utiliser ?

– Callaghan m'a obligée à suivre des cours de tir, répondit-elle en dégainant un *Smith & Wesson* modèle 5906, un pistolet de calibre 9 mm Parabellum doté d'un chargeur 15 coups.

Armes au poing, Meg et Rachid pénétrèrent à l'intérieur de la bâtisse. Un gardien tenta de s'interposer. Mal lui en prit : Rachid bondit sur lui comme un fauve, la tête en avant, et le frappa en pleine poitrine. Le souffle coupé, l'Irakien s'écroula. Rachid se jeta sur lui et, l'immobilisant du poids de son corps, lui martela le visage avec la crosse de son fusil.

– Il est mort ? chuchota Meg, horrifiée.

– Ne te pose pas de questions ! répliqua Rachid en se relevant.

Il enfonça la porte située à droite du hall et, plaqué contre le chambranle, entra de côté en balayant la pièce de son arme tendue.

– Personne ! lâcha-t-il. Ils doivent être là-haut.

Il emprunta les escaliers pour gagner l'étage supérieur. Meg lui emboîta le pas, la main crispée sur la crosse de son pistolet.

– Ils sont là, chuchota Rachid en posant un doigt sur ses lèvres.

Il se ramassa sur lui-même et fonça. Son pied se détendit et frappa le battant avec une violence inouïe. La porte s'ouvrit avec fracas, la serrure arrachée, sur une immense salle où se trouvaient deux laborantins vêtus d'une blouse blanche et une femme : Lady Virus !

– Que personne ne bouge ! hurla Rachid.

– Vous ! s'exclama-t-elle, doublement surprise à la vue de Meg et du jeune homme qu'elle avait jadis secouru.

– Les mains en l'air et la tête contre le mur ! ordonna le Libanais.

Ils obéirent. Tandis que Meg les tenait en joue, Rachid se rua sur l'ordinateur qui trônait sur une table à côté de cartons remplis de documents. Il pianota sur le clavier, introduisit une disquette dans la machine et demanda à copier le contenu du disque dur. L'ordinateur le fit patienter un moment, puis commença l'opération de transfert des données.

– Que nous voulez-vous ? demanda Lady Virus sans se retourner.

Rachid quitta son siège et s'approcha d'elle.

– Nous voulons tous les documents sur vos saloperies. Tout ce que vous cachez depuis des années.

– Allez au diable ! grommela-t-elle. Tout ce que nous avons, nous l'avons remis aux inspecteurs.

Rachid la saisit par les épaules et la secoua vigoureusement.

– Et les *M-18* dans les hangars ? Et les barils d'anthrax ? C'est pour gaver les poulets ?

– Laissez-moi ! souffla-t-elle. Vous me faites mal !

Rachid la lâcha. Il pointa le canon de son *Heckler and Koch* en direction de l'un des biologistes et aboya :

– Tu as trois secondes pour m'indiquer où vous stockez vos archives.

– Je...

– Une, deux...

– Tout est en mémoire dans l'ordinateur.

– Où sont les autres disquettes ?

– Dans le coffre, là-bas !

Meg se précipita sur le coffre : encastré dans le mur, il ne pouvait être transporté. Elle tourna la mollette : la lourde porte pivota sur ses gonds.

– C'est bon, dit-elle. Il y a là une boîte de disquettes et une pile de documents.

– Prends tout.

À peine avait-il prononcé ces mots qu'une sirène retentit dans le site.

– Putain, nous sommes repérés !

Rachid se jeta sur l'ordinateur et retira la disquette, tandis que Meg rangeait la boîte et les documents dans sa sacoche.

– Le premier qui bouge, je lui transforme la cervelle en bouillie ! s'écria Rachid à l'intention des deux hommes en blouse blanche qui commençaient à s'agiter.

Il s'approcha de Leyla Husni, lui tordit le bras et lâcha entre ses dents :

– Toi, tu viens avec nous !

Tous les trois sortirent de la pièce. Ils empruntèrent les escaliers de secours qu'ils dévalèrent quatre à quatre. Dans le hall de l'immeuble, trois militaires armés de kalachnikovs les attendaient. Rachid colla le canon de son fusil-mitrailleur sur la tempe de Leyla Husni.

– Posez vos armes par terre ou je tire ! hurla-t-il en arabe.

Les militaires hésitèrent un moment, puis, reconnaissant Lady Virus, lâchèrent leurs armes et reculèrent.

– Les clés de ta jeep ! ordonna Rachid.

– Dans ma poche, bredouilla Leyla Husni.

Rachid la fouilla rapidement et trouva ce qu'il cherchait. À pas lents, sans quitter du regard les trois soldats qui l'observaient avec des yeux furibonds, il traversa le hall, poussa la grande porte à double battant et sortit dans la cour.

– Allume le contact ! ordonna-t-il à Meg en lui lançant les clés de la jeep.

Meg obéit, prit le volant et chauffa le moteur. Rachid grimpa à l'arrière avec l'otage.

– Fonce !

Meg démarra en trombe. Les pneus de la jeep soulevèrent en crissant un épais rideau de poussière. Les trois Irakiens ramassèrent leurs armes et sortirent dans la cour en tirant au jugé.

44

– On nous pourchasse ! s'exclama Meg en frappant du poing le volant de la Nissan Patrol qu'elle avait tenu à récupérer.

Dans son rétroviseur, elle venait d'apercevoir deux camions militaires.

– Je t'avais dit d'abandonner la Nissan, grommela Rachid. Nous avons perdu un temps fou !

– On ne pouvait quand même pas la laisser à ces brutes ! protesta Meg, pied au plancher.

– Cède-moi ton siège : nous irons plus vite !

Sans s'arrêter, ils permutèrent leurs places. Profitant de ce moment, Leyla Husni bondit hors du véhicule en marche.

– Elle est folle !

Rachid freina brusquement et mit pied à terre. Il regarda dans tous les sens : Lady Virus s'était volatilisée.

– Où diable est-elle passée ? grommela-t-il. Si je la retrouve, je lui tords le cou.

– Magne-toi, Rachid ! s'impatienta Meg. Ils sont à nos trousses !

– Elle... elle s'est échappée ! protesta-t-il.

– Peu importe ! Nous avons les documents, c'est l'essentiel.

Le Libanais cracha un juron et remonta dans la Nissan Patrol qui redémarra en faisant jaillir un nuage poudreux.

– Préviens le QG ! ordonna-t-il. Nous allons avoir toute l'armée irakienne sur le dos.

Meg alluma le VHF et entra en liaison avec le BMVC du *Canal Hotel*. On lui passa Duval :

– Où es-tu ? demanda-t-il d'une voix alarmée.

– À deux kilomètres au nord de l'usine agricole « Ghanam ». Appelle O'Connor et Ferguson sur-le-champ. Qu'ils nous envoient des renforts illico.

– Compte sur moi ! répondit Chris en raccrochant.

Rachid frappa le volant d'un poing rageur.

– Putain, ils se rapprochent ! maugréa-t-il en consultant son rétroviseur.

Les deux véhicules de l'armée irakienne n'étaient plus qu'à une centaine de mètres de la Nissan. Rachid écrasa le champignon.

– Plus vite ! Plus vite !

Un crépitement se fit entendre.

– Ils nous tirent dessus ! s'écria Meg en baissant la tête.

– Riposte ! ordonna Rachid.

Meg sortit son *Smith and Wesson*, se pencha à la portière, cala son poing droit dans sa paume gauche et fit feu :

– Ma parole, on dirait que tu as fait ça toute ta vie ! commenta Rachid.

– Si mes étudiants me voyaient ! fit-elle en bornoyant pour mieux viser sa cible.

La course-poursuite se prolongea pendant près d'un quart d'heure, ponctuée de coups de feu imprécis.

– Nous sommes à court d'essence ! annonça soudain Rachid. Envoie un nouveau message.

Meg crispa ses doigts sur l'émetteur VHF et adressa à Duval un appel de détresse.

– Qu'est-ce qu'ils foutent, bon Dieu de bon Dieu ! tempêta-t-elle.

La Nissan filait comme une flèche sur la route mal asphaltée. Derrière, les deux véhicules s'approchaient.

– Une station-service ! s'écria Meg en pointant le doigt en direction d'une bicoque peinte en vert.

– Si on s'arrête, ils nous rattrapent. Si on ne s'arrête pas, c'est la panne sèche ! grommela Rachid.

– Arrêtons-nous ! conseilla Meg.

Rachid se porta sur la droite. Il freina brusquement, descendit de la Nissan et se rua sur la pompe. Le propriétaire de la station accourut en gesticulant. Voyant l'arme que brandissait Meg, il s'immobilisa.

– Plus vite ! Ils arrivent ! hurla l'Américaine.

Rachid paniqua. Les soldats irakiens n'étaient plus qu'à quelques mètres de là. Il laissa tomber le pistolet de la pompe et demanda à Meg de lui lancer le *Heckler and Koch*. Il l'attrapa au vol, épaula et coucha en joue le chauffeur du camion irakien qui fonçait sur la Nissan. La rafale partit. Touché à la tête, le conducteur perdit le contrôle de son véhicule qui fit une embardée, se souleva sur deux roues après avoir dérapé de côté, et percuta la pompe à mazout qui se trouvait à l'entrée de la station-service.

– Démarre, Meg, démarre !

Meg tourna la clé de contact tandis que Rachid grimpait dans le 4 × 4 en marche. Une terrible explosion retentit. Le camion s'embrasa. Ses occupants en sortirent, les bras en croix, les vêtements en flammes. C'est à ce moment précis qu'apparurent dans le ciel des hélicoptères *AH-64D Longbow Apache* et *RAH-66 Comanche* de la *Rescue Air Patrol*. Au nombre de sept, ces aigles mécaniques tournoyèrent un moment dans le ciel. L'un d'eux ajusta le second camion irakien et lui décocha un missile *Hellfire* qui le frappa de plein fouet.

– Fais-leur signe que nous sommes là ! cria Rachid en plaquant la pédale de frein sur le plancher.

La Nissan s'immobilisa en miaulant au milieu de la route. Meg sortit de sa sacoche la casquette bleue de l'ONU et se mit à l'agiter dans tous les sens. L'un des *Apache* se posa au milieu d'un rideau de poussière. Un commando en descendit et courut vers les deux fugitifs.

– Grouillez-vous ! leur cria l'un des Marines en agitant son *M-249 SAW*. Des blindés irakiens se dirigent vers vous !

Meg et Rachid abandonnèrent la valeureuse Nissan à son sort et, les yeux mi-clos à cause du sable soulevé par les rotors de l'hélicoptère, s'engouffrèrent dans l'*Apache* qui décolla aussitôt.

– Il était moins une ! lâcha Meg en s'épongeant le front.

Sur la route, venant de Bagdad, une colonne de chars *T-72* fonçait en direction de l'usine agricole.

– Embrasse-moi ! lui souffla Rachid dans le creux de l'oreille.

45

Meg Jordan ferma le boîtier de son portable. Les bras noués autour de sa nuque, elle fixa le plafond. Elle songea à Rachid qui l'attendait à Washington et qu'elle allait bientôt rejoindre : cette seule pensée suffit à dissiper sa fatigue. Une semaine durant, elle avait planché sur le rapport que l'agent O'Connor lui avait commandé. Chris Duval, qui avait appris avec satisfaction la publication par le docteur Vouters, aux Pays-Bas, d'un rapport accablant sur l'affaire du crash de l'avion d'El Al, l'avait aidée à éplucher des centaines de documents et à consulter toutes les informations contenues dans les disquettes saisies.

Pour la première fois depuis des mois, Meg éprouvait la satisfaction d'avoir approché la vérité... Elle se pencha sur le rapport posé devant elle et le feuilleta une dernière fois, comme pour dire adieu à l'aventure éprouvante qu'elle venait de vivre :

Je viens d'achever l'examen des documents ramenés de l'usine agricole : une nouvelle carte des armes biologiques et chimiques se dessine. Elle comprend de nouvelles caches – des usines de produits laitiers, des brasseries, des tunnels ferroviaires murés, des sites sous-marins dans le lit du Tigre, ou encore des pièces souterraines reliées par des passages secrets, à l'intérieur même des palais présidentiels, notamment à Tikrit. Dans les lieux repérés, se trouvent des fermenteurs et des spray dryers *utilisés pour le développement et le traitement des bactéries, mais aussi une demi-douzaine de M-18 polonais, des avions d'épandage modifiés pour pulvériser de l'anthrax, ainsi qu'un Mig 21 transformé en avion sans pilote et muni de réservoirs spéciaux pour projeter des produits toxiques sur les zones survolées. Une centaine de camions chargés de produits pathogènes ont été recensés dans les documents saisis. Disséminés aux quatre coins du pays, ils se déplaçaient sans cesse et recevaient directement leurs ordres de Lady Virus. Nous avons pu les localiser avec précision.*

Outre ces informations, il est apparu que Lady Virus cache à l'étranger un grand nombre d'armes de destruction massive : près de 400 missiles Scud ont été envoyés au Soudan où ils sont actuellement stockés. Une usine pour la production de gaz moutarde a été construite par les deux pays près de Wau, au sud-ouest du Soudan. Une usine d'armes chimiques a été conjointement créée dans la région de

Kafuri, sur le Nil, au nord de Khartoum, et dans le complexe industriel de Yarmouk dans la région de Mayu, au sud de la capitale soudanaise. Les équipements utilisés ont été acquis en Allemagne et en France... En outre, une douzaine de savants irakiens sont en Libye où ils aident le régime de Kadhafi à mettre sur pied un complexe d'armes biologiques. Ce programme secret porte le nom de code « Ibn Hayan ». Il vise à produire des ogives remplies d'anthrax et de toxine botulique. D'autres experts irakiens travaillent aussi en Libye, notamment dans une usine d'armes chimiques construite à l'intérieur d'une montagne à Tarhunah...

La CIA a transmis ces données au Pentagone et au Chemical and Biological Defense Command de l'armée américaine. Une attaque contre les différents sites repérés est possible. La Maison-Blanche a été informée de la situation.

De cette mission, je tire deux leçons : la première est que nous ne faisons que récolter ce que nous avons semé, et qu'il est grand temps de mieux choisir nos semences. La deuxième est qu'il y aura toujours de mauvais génies, comme Lady Virus, pour employer la science à des fins criminelles au lieu de l'utiliser pour alléger la souffrance des hommes...

Au moment de signer, elle hésita. « Il y a une troisième leçon », se dit-elle. Un sourire lui plissa les lèvres : « ... C'est qu'il faut parfois aller jusqu'au bout du monde pour trouver l'amour de sa vie ! »

46

Washington, DC

Il pleuvait sur Washington. Il tombait une de ces pluies battantes qui mouillent l'esprit et le corps, non pas une de ces bonnes pluies fines qui délavent la terre et purifient la ville de sa crasse, mais une pluie drue, si violente qu'elle encerclait les êtres et vidait les rues. Assis dans un coin du *Brickskeller Dining House & Down Home Saloon*, Rachid feuilletait machinalement le *Washington Post* quand il s'arrêta sur un reportage qui fit sur lui l'effet d'une bombe. L'auteur de l'article soutenait que les autorités américaines avaient désormais acquis la certitude que la contamination par les spores de bacille de charbon adressées au Sénat et à des organes de presse, qui avait causé la mort de cinq personnes et atteint treize autres, trouvait son origine... aux États-Unis. Il se frappa le front. Pendant plusieurs mois, il avait risqué sa vie et celle de ses amis pour démasquer les scientifiques irakiens soupçonnés d'être à l'origine des spores d'anthrax qui avaient semé la panique au lendemain du 11 septembre. Et voilà que les services secrets américains reconnaissaient eux-mêmes que l'origine de ces spores n'avait rien à voir avec l'Irak. Atterré, il poursuivit sa lecture :

C'est aujourd'hui un microbiologiste américain de haut rang que Washington suspecte d'être à l'origine des envois contaminés par le bacille du charbon. Selon les experts du FBI, les spores trouvées dans les lettres ne provenaient pas, à coup sûr, du Proche-Orient. D'après eux, les spores décelées dans la lettre envoyée au Sénat étaient mélangées à un produit asséchant appelé « silica », une pratique habituelle chez les chercheurs travaillant pour le programme américain de recherche sur les armes biologiques. En Irak, on utilise en revanche le « bentonit ». La concentration de la poudre a troublé les spécialistes : atteindre un tel niveau de pureté exige des compétences qui dépassent celles de l'entité terroriste la plus avancée dans ce domaine. D'après une source bien informée, le séquençage génétique de la bactérie utilisée dans les lettres contaminées prouve qu'il s'agit exactement de la souche de la bactérie militarisée à Dugway aux États-Unis. Le porte-parole de la Maison-Blanche, Ari Fleischer, a lui-même reconnu que les preuves vont de plus en plus dans le sens d'une source intérieure.

« Pourquoi ce savant fou aurait-il choisi de semer la terreur dans son propre pays ? » se demanda Rachid. Intrigué, il acheva sa lecture :

Interrogée à ce propos, Barbara Rosenberg, conseillère de l'ancien président Bill Clinton, a estimé que le microbiologiste suspecté ne voulait probablement pas tuer des gens. Certaines lettres portaient d'ailleurs une mention avertissant du contenu. En créant la panique, il voulait attirer l'attention sur la question des armes biologiques et obtenir une augmentation du budget alloué à ce secteur de recherche. L'envoi des lettres était d'ailleurs prévu depuis longtemps. La décision d'opérer juste après le 11 septembre n'était qu'une manœuvre de diversion visant à faire porter le chapeau à des terroristes...

Rachid soupira. Où allait-on ? Comment faire la différence entre la réalité et ce qu'on nous faisait croire ? Un sentiment de lassitude s'empara de lui. L'affaire du crash de l'avion d'El Al et le dossier sur l'uranium appauvri utilisé pendant la guerre du Golfe avaient prouvé que les armes biologiques et chimiques étaient également utilisées par des États qui s'érigeaient en parangons de vertu. Cette nouvelle affaire d'anthrax montrait que le danger pouvait aussi provenir de l'intérieur et qu'il fallait d'abord balayer devant sa propre porte avant de diaboliser l'étranger. De toute évidence, les choses étaient bien plus complexes qu'une scène où s'affrontent le Bien et le Mal comme dans l'Apocalypse de saint Jean...

Everybody knows that the dice are loaded
Everybody rolls with their fingers crossed

La voix de Leonard Cohen monta du juke-box, envoûtante. Rachid commanda une bouteille de

William Lawson's et un grand verre sans glaçons. En attendant le retour de Meg, il allait boire. Boire comme un trou, comme une éponge. Boire pour tuer le temps. Et pour oublier l'injustice du monde et la folie des hommes.

Du même auteur

Aux éditions Balland.

L'École de la guerre, récit, 1999.

Le Procureur de l'Empire, Ernest Pinard, biographie, 2001.

Le Mousquetaire : Zo d'Axa, biographie, 2004.

Aux éditions Grasset.

Les Exilés du Caucase, roman, 1995 (Prix de l'Asie, 1996).

L'Astronome, roman, 1997 (Prix France-Liban, 1997).

Athina, roman, 2000.

Chez d'autres éditeurs.

À quoi rêvent les statues ? poèmes, Anthologie, 1988.

La Honte du survivant, récits, Naaman, 1989.

Comme un aigle en dérive, nouvelles, Publisud, 1993 (Prix du Palais littéraire, 1994).

Khiam, poèmes, Dar An-Nahar, 2000.

Le Crapaud, théâtre, FMA, 2001.

Cet ouvrage a été composé par
I.G.S. - Charente Photogravure à L'Isle-d'Espagnac (16)

Imprimé en France sur Presse Offset par

BRODARD & TAUPIN

GROUPE CPI

La Flèche (Sarthe).
N° d'imprimeur : 25798 – Dépôt légal Éditeur : 50562-10/2004
Édition 01
LIBRAIRIE GÉNÉRALE FRANÇAISE – 31, rue de Fleurus – 75278 Paris cedex 06.
ISBN : 2 - 253 - 08793 - 9

30/0391/0